数字化口腔临床技术图解丛书

总主编／樊明文　葛林虎　杨雪超

数字化
托槽间接粘接图解

主　编　刘　畅

编　委　王　硕（广州医科大学口腔医学院）
王　瑜（广州医科大学口腔医学院）
王春晖（广州医科大学口腔医学院）
刘　畅（广州医科大学口腔医学院）
刘慧君（广州医科大学口腔医学院）
张　兵（广州医科大学口腔医学院）
张先跃（广州医科大学口腔医学院）
陈良娇（广州医科大学口腔医学院）
陈启兴（广州医科大学口腔医学院）
郭宇娇（广州医科大学口腔医学院）
曹宇鸣（广州医科大学口腔医学院）
童晓洁（广州医科大学口腔医学院）

人民卫生出版社

图书在版编目（CIP）数据

数字化托槽间接粘接图解/刘畅主编. —北京：
人民卫生出版社，2017
　　ISBN 978-7-117-24940-9

　　Ⅰ.①数…　Ⅱ.①刘…　Ⅲ.①口腔正畸学-图解
Ⅳ.①R783.5-64

　　中国版本图书馆 CIP 数据核字（2017）第 190067 号

| 人卫智网　www.ipmph.com | 医学教育、学术、考试、健康，购书智慧智能综合服务平台 |
| 人卫官网　www.pmph.com | 人卫官方资讯发布平台 |

数字化托槽间接粘接图解

主　　编：刘　畅
出版发行：人民卫生出版社（中继线 010-59780011）
地　　址：北京市朝阳区潘家园南里 19 号
邮　　编：100021
E - mail：pmph @ pmph.com
购书热线：010-59787592　010-59787584　010-65264830
印　　刷：中国农业出版社印刷厂
经　　销：新华书店
开　　本：787×1092　1/16　　印张：9
字　　数：213 千字
版　　次：2017 年 9 月第 1 版　2017 年 9 月第 1 版第 1 次印刷
标准书号：ISBN 978-7-117-24940-9/R·24941
定　　价：72.00 元

打击盗版举报电话：010-59787491　E-mail：WQ @ pmph.com
（凡属印装质量问题请与本社市场营销中心联系退换）

数字化口腔临床技术图解丛书

总 主 编 樊明文（武汉大学口腔医学院）

　　　　　葛林虎（广州医科大学口腔医学院）

　　　　　杨雪超（广州医科大学口腔医学院）

各分册主编（以姓氏笔画为序）

　　　　　王丽萍（广州医科大学口腔医学院）

　　　　　王朝俭（广州医科大学口腔医学院）

　　　　　刘　畅（广州医科大学口腔医学院）

　　　　　朴正国（广州医科大学口腔医学院）

　　　　　江千舟（广州医科大学口腔医学院）

　　　　　吴　哲（广州医科大学口腔医学院）

　　　　　杨雪超（广州医科大学口腔医学院）

　　　　　张　斌（广州医科大学口腔医学院）

　　　　　赵世勇（广州医科大学口腔医学院）

　　　　　郭吕华（广州医科大学口腔医学院）

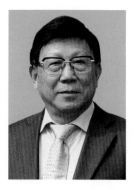

樊明文

武汉大学口腔医学院名誉院长、教授、博导。2013年被台湾中山医学大学授予名誉博士学位。享受国家级政府特殊津贴;国家级有突出贡献专家;国家级教学名师,"中国医师奖"获得者。兼任中华口腔医学会名誉会长、全国高等学校口腔医学专业教材评审委员会顾问、《口腔医学研究杂志》主编等职务。

多年来主要从事龋病、牙髓病的基础和临床研究。共发表论文200余篇,其中SCI收录第一作者或通讯作者论文70篇。2009年获国家科技进步二等奖;承担国家、省、市级科学基金15项,主编专著近20部。培养博士63名,硕士90名,其中指导的两篇博士研究生论文获2005年度全国优秀博士学位论文及2007年度湖北省优秀博士论文。

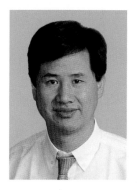

葛林虎

现任广州医科大学附属口腔医院院长。教授、主任医师,博士,硕士研究生导师。兼任广州市3D打印技术产业联盟副理事长、广东省保健协会口腔保健专业委员会第一届名誉主任委员、广东省口腔医师协会第一届理事会副会长、中华医院管理协会理事会理事,广东省口腔医学会第三届理事会理事、广东省医院协会口腔医疗管理分会副主任委员。担任《口腔医学研究》副主编,《中国现代医学杂志》《中国内镜杂志》《中国医学工程杂志》副主编;曾获得恩德思医学科学"心胸血管外科专业杰出成就奖"和"内镜微创名医奖"。

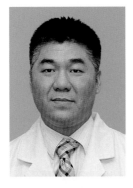

杨雪超

广州医科大学口腔医学院教授、主任医师,博士、硕士研究生导师。现任广州医科大学附属口腔医院数字化中心主任,兼任中华口腔医学会口腔生物医学专业委员会委员、中国医药生物技术协会3D打印技术分会委员。

主要研究方向为牙体牙髓病学、口腔组织工程,在国内较早地开展了数字化技术在口腔临床中的应用与探索。近年来在国内外杂志发表学术论文40余篇,其中SCI收录20篇,主编专著2部,主持国家、省、市级科研项目10项,指导培养硕士5名,2015年遴选为"广州市医学重点人才"。

丛书总序

广州医科大学口腔医学院是一所年轻的口腔医学院校。老师们年轻,充满活力,但缺乏临床经验娴熟的导师。两年前的秋天,为了促进广州医科大学口腔医学院形成良好的学术氛围,除聘请外援之外,主要依靠自身的力量提升年轻医师的临床技能。医学院一直在思考用什么方法促使年轻的医师们迅速成长。经过反复考量,认为多读书、读好书,同时通过临床实践积累临床病例来培养青年医师成长,是一条正确的途径。一边学习新知识,一边在临床应用,积累临床资料,可以给后来者留下一份宝贵的知识财富。最后我们怀着忐忑的心情,组织这些年轻的精英们将积累的知识编撰为一套临床实用的丛书,目的是在提升自身临床技能的同时又可指导广大医务人员的临床诊疗工作,尽一份社会责任。经过一年的奋战,终于完稿。记得在去年3月广州口腔器材展览会上,在亚热带炙热的阳光下,我们签名售书的情况。800多本散发着书香的新作在2小时内销售一空。惊喜之余,我们还继续等待着读者的后续反映和社会评价。好在由出版社反馈来的信息表明,这套书出版后很受读者欢迎,丛书中已有几本多次重印,这时,我们提起的心才放了下来。

初战告捷,极大地鼓舞了大家士气和斗志。怎样才能使大家迈向一个更高的目标?既然上了学术界的这条船,逆水行舟,不进则退,所以在取得初步成就的基础上,经过反复论证,大家希望再接再厉,仍然采取前述模式,边学习,边实践,边积累,继续编写一套追随时代步伐的丛书。既开阔作者们的视野,又达到教学相长的目的。从哪一方面切入,是我们进一步思考的问题。

近年来数字化技术已经开始迅速应用和普及。数字化技术是与电子计算机相伴相生的科学技术,它能将各种信息和图、文、声像等,转化为可被计算机识别的数字,然后又能将其还原、存储和传播。当今的时代是信息化时代,联系这个信息和科技的是数字化技术的应用和发展。运用计算机技术向我们人类生活中的信息转化,向人类生活各领域全面推进的过程值得我们关注。目前传播技术的手段已经由数字制式全面替代了模拟制式。数字技术已深入到我们生活的各个领域,包括医学领域。近来数字化技术也迅速延伸到口腔领域,在口腔各学科的临床应用中已取得良好效果,如CAD/CAM技术、种植导板、托槽技术、CBCT等。有必要将这些新技术和成果向口腔界同行介绍和推广。

年轻人对新生事物天生敏感。广州医科大学口腔医学院的年轻精英们,根据他们的临床实践和学习体会,夜以继日地学习和工作,收集和积累资料,编撰了一套数字化口腔临床技术图解丛书。去年他们提出这一想法时得到院方的大力支持,并很快组织实施,在一年时间内能得以完成。这套丛书涉及牙体、修复、种植、正畸、颌面外科、影像技术等多方面的数字化技术和临床病例介绍。由于技术新,编撰时间短,谬误之处,实难避免,但是我们相信,这套丛书的出版为推介数字化技术的临床应用和普及,拓展口腔临床人员思路,推动学术创新将有所裨益。该书面世后,希望得到读者的多方面反馈,以便再版时不断改进。

樊明文　葛林虎　杨雪超
2017 年 7 月于广州医科大学口腔医院

前　言

　　从 1983 年世界上第一台口腔科计算机辅助设计与制作(Computer Aided Design/Computer Aided Manufacture,CAD/CAM)样机问世以来,计算机辅助医学技术逐步应用于口腔临床工作的各个方面。随着硬件的不断升级及与之配套的诊断、设计及制作的集成软件不断完善和进步,在新世纪到来之际,正式开启了数字化口腔的新时代。目前数字化技术涵盖了口腔正畸的资料采集、诊断设计及矫治器的制造等正畸治疗的各个环节,包括正畸医师建立患者的三维软硬组织头模,采用软件进行诊断设计,将矫治器设计数据传输给工厂加工个性化的矫治器,最后医师借助数字化导板间接粘接开始正畸治疗等流程。

　　固定正畸治疗始于托槽的粘接,其精确定位是固定矫治器治疗成功的关键,因此间接粘接日益受到正畸医师的重视。但传统的转移托盘由于全程手工制作所以难免存在较大的误差,与数字化诊断设计技术无缝对接的快速成型技术可以有效地解决这一问题,大大提高转移托盘的准确性。为了帮助广大正畸医师了解间接粘接的最新进展及操作流程,我们希望能够编写出一本集科学性、实用性、指导性于一体的间接粘接图谱。因此,在本书中,我们在介绍传统的间接粘接方法基础上,着重介绍了通过设计软件的人机交互界面进行个性化托槽定位的过程,使广大正畸医师熟悉数字化间接粘接的最新技术进展和发展方向。

　　本书的另一个特点在于,我们通过完整的病例来展现间接粘接的全部流程,且均附有精致和典型的临床图片,使读者能够更为直观地理解间接粘接的流程和临床操作要点。

　　本书的最终成稿,除了各位编委的辛勤工作外,还要感谢相关公司在本书编撰过程中给予的支持与合作,也要感谢林炳鹏在编写过程中付出的努力。

　　由于编者水平有限,本书难免出现遗漏或有失偏颇之处,敬请广大读者给予指正,提出宝贵意见。

刘　畅

2017 年 7 月 15 日

目　录

网络增值服务

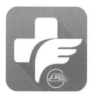

人卫临床助手
中国临床决策辅助系统
Chinese Clinical Decision Assistant System

第一章

数字化正畸治疗的发展与现况

随着人类社会的发展和计算机技术进步,计算机辅助医学技术逐步应用于口腔临床工作的各个方面。1983年世界上第一台口腔科计算机辅助设计与制作(CAD/CAM)样机问世,于20世纪90年代末出现了可以应用于口腔领域的锥形束CT(Cone Beam Computed Tomography,CBCT)。与此同时,与上述硬件配套的诊断、设计及制作的集成软件不断完善和进步,在21世纪到来之际,正式开启了数字化口腔的新时代。目前数字化技术在口腔修复、种植、正畸、颌面外科临床得到了广泛的应用,例如数字化美学设计制作(DSD)、数字化种植导板制作、个性化托槽及间接粘接导板设计制作、隐形矫治器制作、数字化正颌外科导板的制作等。这些新技术的出现可显著提高口腔临床诊断、治疗的精准与效率,提升诊疗的规范化、标准化程度,并有望从根本上突破传统口腔医学技术发展瓶颈。

数字化技术在口腔正畸学中的应用主要包括以下几个方面:患者数字化资料收集管理、牙颌面的三维诊断分析及预测、快速成型技术制作个性化矫治器及转移托盘等。因为数字化技术已经渗透到正畸治疗的各个阶段,因此建立一套完整规范的数字化正畸流程可节省空间和时间成本,提高临床工作效率;同时也可以提高诊疗的精确性和一致性,利于不同地区间的合作与交流。具体来说数字化正畸涉及了数字化面像、数字化模型、数字化测量技术、数字化诊断技术、数字化治疗结果预测、数字化制造技术等多个方面,这些环节的紧密结合是其临床成功应用的基础。下文将对这些应用进行简要介绍。

1. 三维颜面软组织成像技术　颅面软组织的测量方法经历了从直接接触式测量、通过照片及侧位片的二维测量,到目前最新的光学非接触式三维测量。目前口腔医学中应用较多的三维颜面成像技术主要有三维激光扫描(Faro)、三维立体摄影(3dMD)、结构光三维扫描技术(3D system)等,这些技术能以一种安全、快捷、非接触的方式采集面部三维数据,通过软件三维重建后真实客观地反映面部的三维形态。获得的三维数据可以建立正常人群面部软组织测量数据库,研究治疗方法对面部软组织的作用及与CBCT获得的三维硬组织数据叠加构建三维颅面软硬组织模型等。

2. 三维数字化牙颌模型　牙颌模型的三维数字化技术经历了从层析法到计算机断层扫描法再到最新的口内激光扫描法的发展历程,扫描对象从最开始的石膏模型、硅橡胶印模逐渐发展为口内软硬组织的真彩扫描。随着硬件及处理软件的不断更新换代,目前研究认为不论是对石

1

膏模型、硅橡胶印模的口外扫描方式还是口内直接扫描都可以重建基本符合临床需要的精度的三维数字化模型,这就扫清了三维数字化模型大规模临床应用的最后障碍。与传统石膏模型相比,三维数字化模型有不占用存放空间,可长期保存不易损坏,配合测量软件可以更快速地进行三维的测量,更易于病例的交流与共享,另外在必要时可以随时利用快速成型技术输出实体模型等优点。因而其在三维模型诊断分析、数字化矫治器的设计制作、矫治方法对牙齿移动效果的评估及模型的三维测量研究方面有广阔的应用前景。

3. 基于 CBCT 的三维数字化测量技术　CBCT 自出现以来,因其比传统 CT 有相对较低的辐射剂量、更高的扫描速度、较高的图像分辨率及低廉的价格日益为临床医师所接受和应用。与传统二维影像片相比,通过可三维调整的观察平面正畸医师能获得更多关于牙槽骨健康状况、牙根的吸收及与周围骨质的关系、多生牙的位置与形状、气道的通气情况、颞下颌关节的骨质健康等的信息。与传统的头影测量相比,三维头影测量除了不存在左右两侧解剖结构的重叠和不均等放大伪影之外,还同时可分别测量颅骨左右两侧,从而可提高线距和角度测量的精确性。但是目前影响其临床应用的障碍是尚缺乏被普遍接受的三维头影测量方法。三维重建的颅颌模型通过重叠可显示正畸牙齿移动前后、正畸-正颌联合治疗手术前后的硬组织变化,用于矫治效果的客观评估。

4. 多源三维数据的整合及临床应用　将 3D 牙颌模型、3D 软硬组织图像通过分析软件进行数据配准和整合,可获得同时显示牙列及颅面软硬组织结构的 3D 颅颌面模型。目前借助此模型及辅助设计软件可进行颅面骨骼的虚拟切割、移动和测量,帮助医师制定合理的手术方案,模拟复杂的正畸-外科联合治疗过程,并显示预测的术后效果,利于医患之间的沟通交流。合理的手术方案结合快速成型技术可以制作个性化手术导板、咬合导板等,可大大提高手术的可预见性和精度,从而获得理想的手术及矫正效果。但是目前为止包含了牙根三维数据的 3D 颅颌面模型仍处于开发和完善的过程中,使用图形图像学算法对数字化牙颌模型进行自动化分割和提取,获得精确独立的牙齿三维数据,并通过精确配准整合入 3D 颅颌面模型是未来的研究重点。这个包含了牙齿冠根、颅面骨骼和面部软组织的三维数字化整体模型可以更好地用来监控牙齿在颌骨内三维移动时牙根与牙槽骨之间的关系,确保牙根位于松质骨内,以利于牙齿、牙周的健康及远期效果的稳定。

5. 矫治器的数字化制造技术　建立在数字化排牙及 3D 打印技术基础上的矫治器数字化制造技术可以针对个体制作精准及个性化的矫治器。目前数字化制造技术已经渗透到了唇侧、舌侧及无托槽隐形矫治器制作的各个方面。通过数字化排牙,并以最终理想咬合状态为标准,数字化托槽定位可以通过 3D 打印技术制作的转移托盘精确地再现于患者口内,结合快速成型技术制作的个性化托槽及弓丝,可以最大限度地实现医师的诊断设计和矫治方案,实现了对患者的个性化精准治疗。与唇、舌侧矫治器的设计思路类似,数字化排牙也是无托槽隐形矫治器设计制作的关键,通过计算机辅助设计软件模拟从牙列最初状态到治疗结束状态的牙齿移动,进行计算并设计分步移动,配合快速成型技术制作多付矫治器来控制牙齿的精确移动。

数字化技术与正畸学科的紧密结合,将正畸医师的观察视角从二维向三维拓展,在符合正畸诊断设计及治疗原则的同时,充分考虑患者个性化特征,从而建立科学的个性化治疗方案。通过快速成型技术可以生产出与个性化矫治方案相匹配的个性化矫治器,最终实现高效、精准的个性化正畸治疗。可以预见在不久的将来,计算机技术及3D打印技术的快速发展将使现存的一些亟待解决的难题迎刃而解,随着数字化正畸技术的进步,数字化正畸的理念必将深入人心,推动正畸事业的进一步发展。

（刘　畅）

第二章

数字化模型资料的采集

数字化模型资料的采集通常是数字化间接粘接技术的第一步。数字化模型相比于传统石膏模型,可以被分割、放大、缩小、移动、定点、画线、测量等,具有更多的可操作性,同时克服了传统石膏模型占用空间、易破损、无法进行横截面的观测等问题。目前获取数字化模型的途径包括3D扫描仪口内扫描、硅橡胶阴模三维扫描和石膏模型三维扫描三种途径。

第一节　3D扫描仪口内扫描

3D扫描仪口内扫描是采用3D扫描仪直接进行口内扫描,获得清晰的数字化软硬组织影像并自动匹配上下颌咬合关系。目前国内常用的3D口内扫描仪是3shape TRIOS和SIRONA CEREC AC Omnicam口内扫描仪。

一、3shape TRIOS口内扫描仪

3shape TRIOS便携式彩色口内扫描仪(图2-1-1)可诊间移动,使用方便简单、方法灵活,并且扫描速度快,不仅可以采集高清晰度的口内真彩照片和3D模型,并且患者舒适度高。该扫描仪配合正畸专用软件可以实现从3D模型的构建和测量,3D模型与其他2D及3D影像资料的整合,病例的数字化诊断设计,以及与第三方工厂的无缝连接。

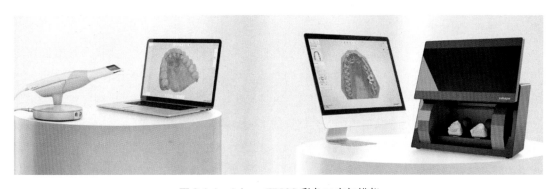

图2-1-1　3shape TRIOS彩色口内扫描仪

（一）主要部件（图2-1-2）

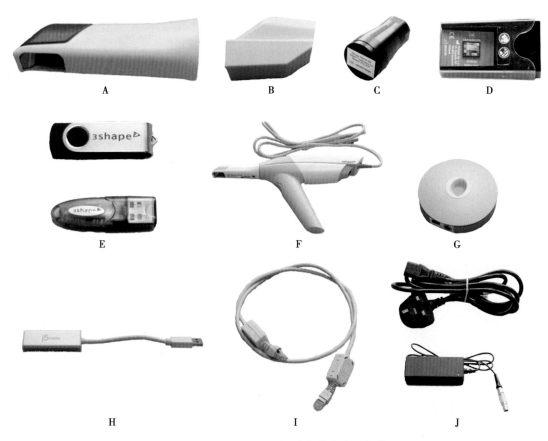

图 2-1-2　3shape TRIOS 口内扫描仪主要部件

A. 扫描头套　B. 保护头套　C. 普通校准头套　D. 彩色色块　E. USB 密钥和软件 U 盘
F. TRIOS 扫描枪　G. POD 底座　H. USB 连接线　I. 互联网电缆线　J. 电源线和电源供应器

（二）口内扫描步骤

1. 连接好扫描仪，在电脑上安装 3shape TRIOS 软件即可开始扫描。进入 TRIOS 软件主界面后出现如图所示的窗口（图2-1-3），最右侧为主菜单，最上方为工具栏，点击工具栏中第一项"创建订单"选择"添加患者"，按照提示要求填写患者信息，完成后单击"确定"。

2. 单击"口内扫描"，系统会提示先扫描下颌，也可以选择扫描上颌。注意口内扫描仪在使用前，要先把保护头取下，更换成已经消毒过的扫描头（保护头内没有导热片和反光镜片）。扫描仪会自动给扫描头加热，等加热 100% 完成后方可开始进行口内扫描（图2-1-4）。

3. 扫描仪加热完成后自动提示可以开始扫描了。扫描前要清理患者口内的牙列，避免泡沫样唾液，因为这样的唾液会影响成像。扫描时从一侧的最末端牙位𬌗面开始经过前牙舌侧，一直到对侧最末端牙位𬌗面，然后再从一侧最末端牙位的腭侧扫至对侧最末端牙位腭侧，此后再绕至唇侧从一端扫至另一端；扫描完成后检查有无需要补扫处（图2-1-5）。扫描完成后形成口内图像（图2-1-6）；扫描上颌，方法同下颌扫描。

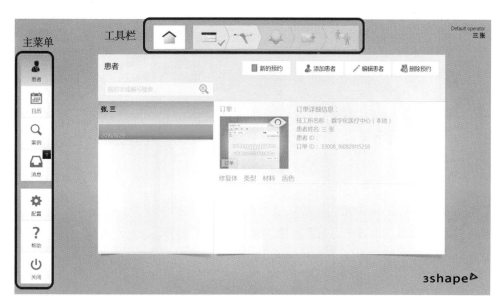

图2-1-3 软件主界面

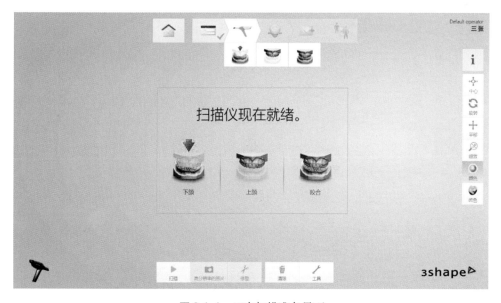

图2-1-4 口内扫描准备界面

7

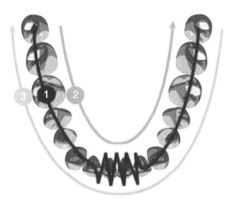

图 2-1-5　扫描顺序示意图

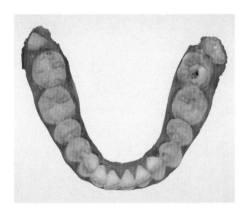

图 2-1-6　扫描后成像

4. 牙弓扫描完成后,需要把多余的软组织去除,否则在扫描咬合时会影响精度。单击"修整",选择好画笔,在模型上画出不需要的软组织,全部画断分开后,点击"全部补丁",多余的软组织就被去除(图 2-1-7)。

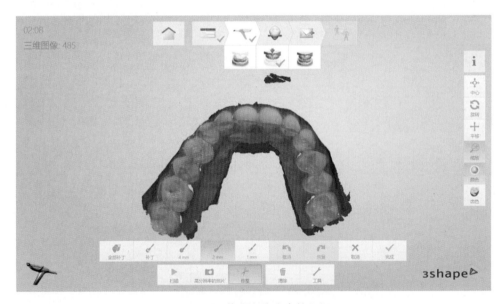

图 2-1-7　修整去除多余软组织

5. 扫描咬合,嘱患者磨牙紧咬合,扫描头侧着伸入口腔,扫描磨牙区咬合关系,扫描后上下颌会自动对准咬合。扫描完成后需检查咬合是否正确(图 2-1-8)。

6. 数字化模型修整,形成最终模型(图 2-1-9)。目前通过 3shape TRIOS 获得的数字化模型可以直接上传至 Ormcoinsignia 的个人账户,主诊医师与后台技术人员通过交互式在线数字化排牙确定矫治方案,通过快速成型技术制作个性化托槽、弓丝及间接粘接导板用于临床。

除 3shape TRIOS 外,CEREC AC Omnicam 是国内可见的另一种口内扫描仪,目前主要应用于口腔修复与种植的局部扫描。随着 CEREC Ortho 正畸扫描软件的推出,我们期待 Om-

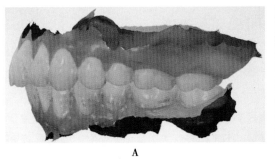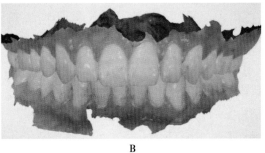

图 2-1-8 咬合扫描成像
A. 侧位 B. 正位

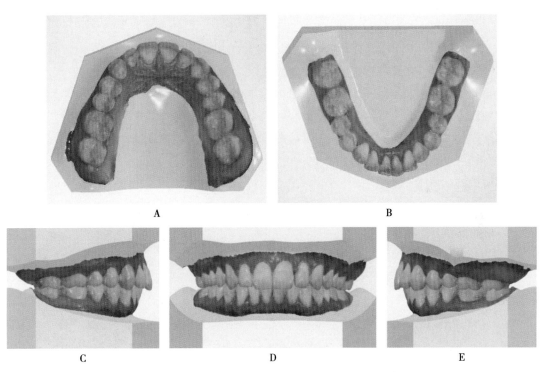

图 2-1-9 数字化模型
A. 上颌𬌗面 B. 下颌𬌗面 C. 右侧位 D. 正位 E. 左侧位

nicam 与正畸相关的应用功能越来越完善,为正畸医师的临床及研究工作提供更多的数字化选择。

近年来口内扫描技术取得了长足的进步,许多研究显示获得的数字化模型与传统石膏模型间的误差在临床应用可接受范围内。但是,口内扫描仍存在一些有待改进的问题,例如口腔内扫描视野受限,影响某些部位的取像;患者的头部移动及口内唾液、舌等因素的干扰,影响图像采集质量;在保证清晰度的同时,扫描速度仍有待于提高等。未来,随着正畸治疗数字化流程的逐步建立,口内扫描作为数字化诊断与治疗的基础必将被推广应用。

（郭宇娇 曹宇鸣）

第二节 硅橡胶阴模三维扫描

除了口内直接扫描外,还可用硅橡胶制取全牙列的阴模,然后通过三维扫描仪精确扫描硅橡胶阴模,获得数字化模型,并按照硅橡胶咬合记录匹配上下颌的咬合。在口内扫描技术发展的早期阶段,通过三维扫描仪扫描硅橡胶阴模或者石膏模型是获得数字化模型的可靠方法。三维扫描仪器及分析软件有很多种,本节将主要介绍通过 ORTHO INSIGHT 3D 正畸专用三维扫描仪及分析软件获取数字化模型的流程。

一、硅橡胶阴模、咬合记录的制备

1. 硅橡胶阴模的制备方法分为两种,即一步法与两步法(图 2-2-1 ~ 图 2-2-7)。

(1) 一步法取模:选择合适的托盘,将硅橡胶重体调匀后置于托盘中,再于其上注入适量硅橡胶轻体,按口内取模方法取模,充分就位后维持稳定,待硅橡胶轻体完全硬化后取出。

(2) 两步法取模:选择合适的托盘,将硅橡胶重体调匀后置于托盘中,宽松地覆上一层薄膜,按口内取模方法取模,待硅橡胶重体硬化后取出。去除薄膜,并去除阴模内倒凹明显处的硅橡胶重体,作为个性化托盘。随后注入适量硅橡胶轻体,戴入口中,充分就位后维持稳定,待硅橡胶轻体完全硬化后取出。

一步法取模用时短,但对医师技术要求较高。初学者适合选用两步法取模。图示两步法取模步骤:

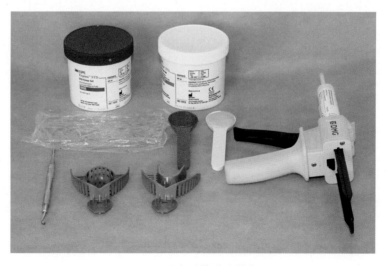

图 2-2-1 准备硅橡胶取模物品

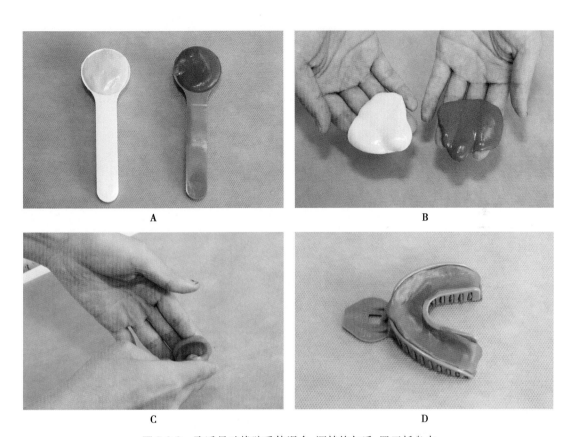

图 2-2-2　取适量硅橡胶重体混合、调拌均匀后,置于托盘中

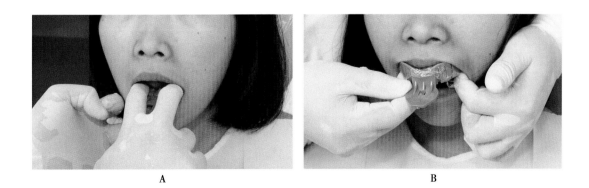

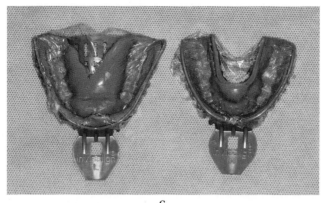

C

图 2-2-3　第一步印模：在硅橡胶重体表面覆盖一层薄膜，分别制取上下颌阴模
A. 取上颌模型　B. 取下颌模型　C. 第一步印模

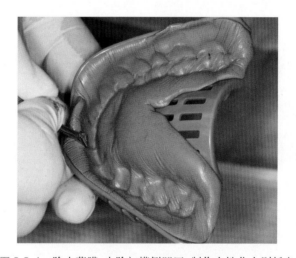

图 2-2-4　除去薄膜，去除初模倒凹区，制作个性化个别托盘

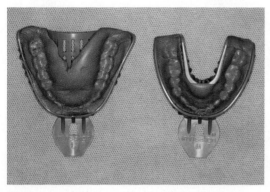

图 2-2-5　个性化个别托盘

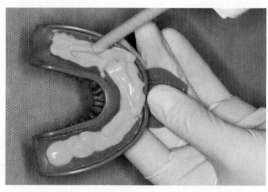

图 2-2-6　注入适量硅橡胶轻体

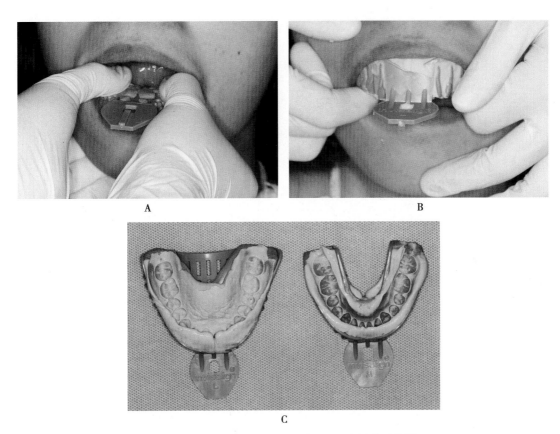

图 2-2-7 第二步印模:获得最终的上下颌硅橡胶阴模
A. 取上颌模型 B. 取下颌模型 C. 第二步印模

2. 硅橡胶咬合记录的制备。取适量硅橡胶重体,调匀后整塑成牙弓形态,置于下牙弓,嘱最大接触咬合,维持稳定,待硅橡胶硬化后取出,即获得牙尖交错位的咬合记录(图 2-2-8 ~ 图 2-2-10)。

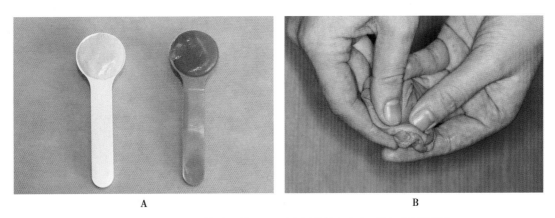

图 2-2-8 取适量硅橡胶重体(A),混合调拌均匀(B),预备成牙弓形态

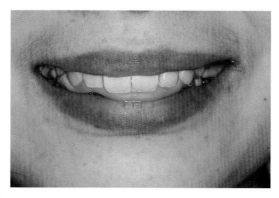

图 2-2-9 将硅橡胶置于牙弓上,嘱患者做牙齿最大接触咬合,待硅橡胶固化后取出

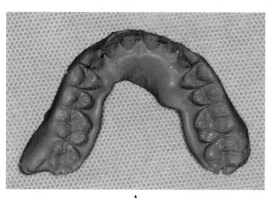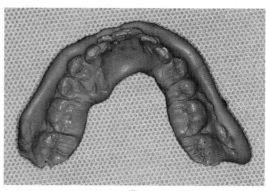

A   B

图 2-2-10 获得硅橡胶咬合记录
A. 咬合面 B. 组织面

二、硅橡胶阴模三维扫描与模型修整

获得了硅橡胶阴模及咬合记录后,使用 ORTHO INSIGHT 3D 正畸专用扫描仪及分析软件进行三维扫描(图 2-2-11 ~ 图 2-2-48)。

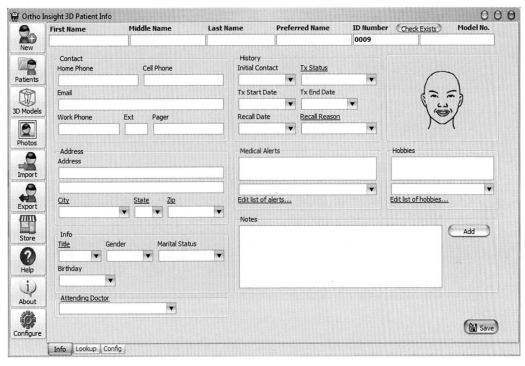

图 2-2-11　进入 ORTHO INSIGHT 3D 软件,新建患者文档

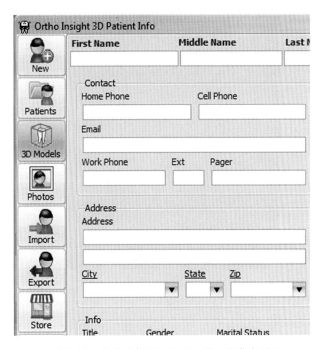

图 2-2-12　点击左侧 3D Models 进入患者主界面

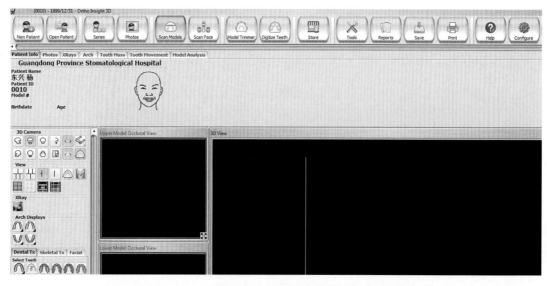

图 2-2-13 点击页面上 Scan Models,进入模型扫描界面

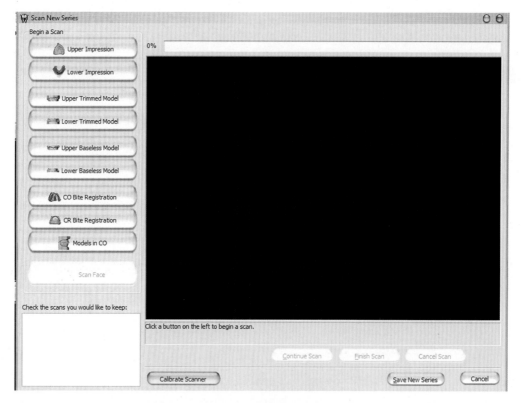

图 2-2-14 模型扫描界面

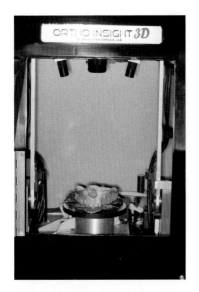

图 2-2-15　打开三维扫描仪,将上颌阴模放置于扫描区

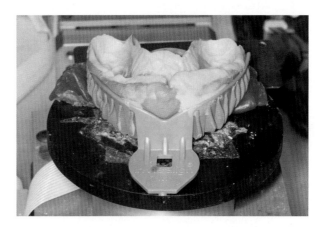

图 2-2-16　将上颌阴模放置扫描区

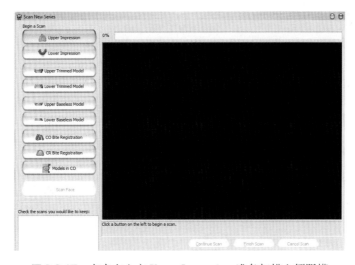

图 2-2-17　点击左上方 Upper Impression,准备扫描上颌阴模

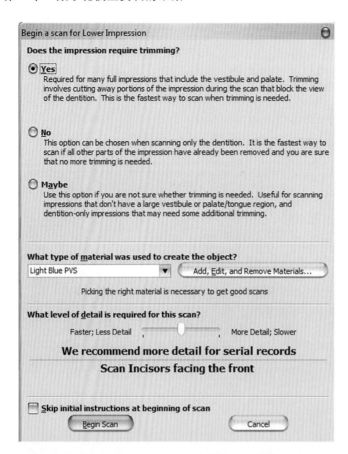

图 2-2-18 设置扫描参数，
点击 Begin Scan

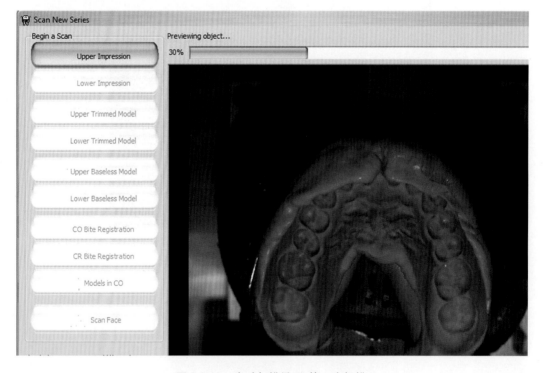

图 2-2-19 自动扫描界面，第一次扫描

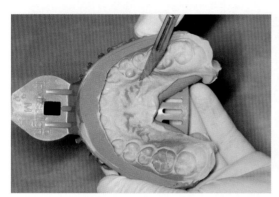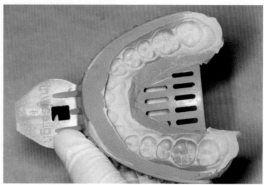

图 2-2-20 第一次扫描后，阴模修整，去除腭侧阻挡阴模内部扫描的部位

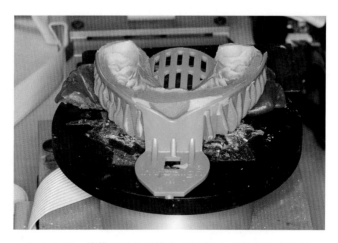

图 2-2-21 将修整后的阴模放置扫描区，关闭扫描仪的门

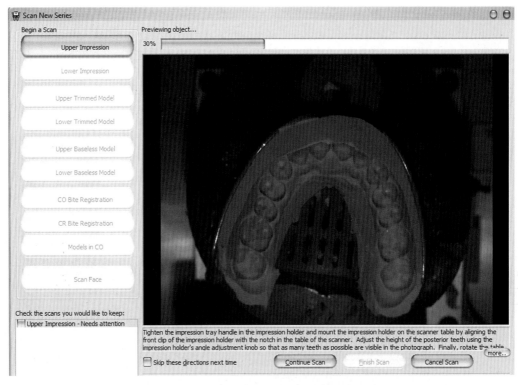

图 2-2-22　点击 Continue Scan，进行第二次扫描

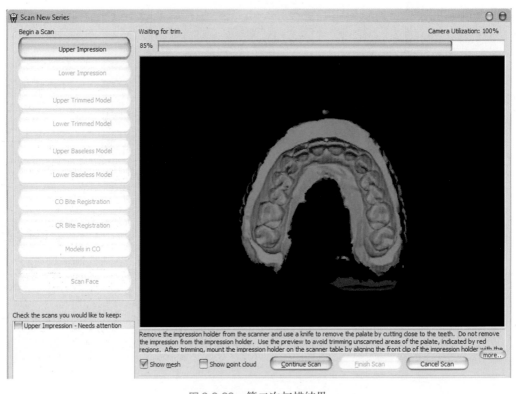

图 2-2-23　第二次扫描结果

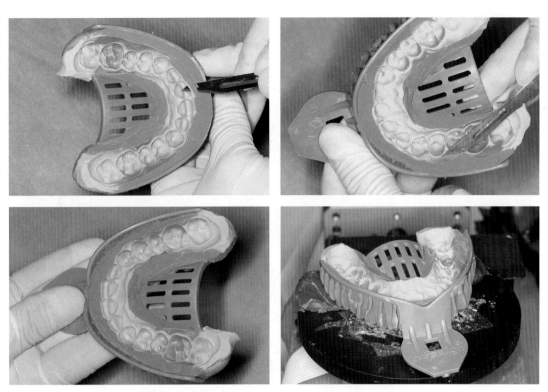

图 2-2-24　阴模进一步修整,去除阻挡阴模内部扫描的部位

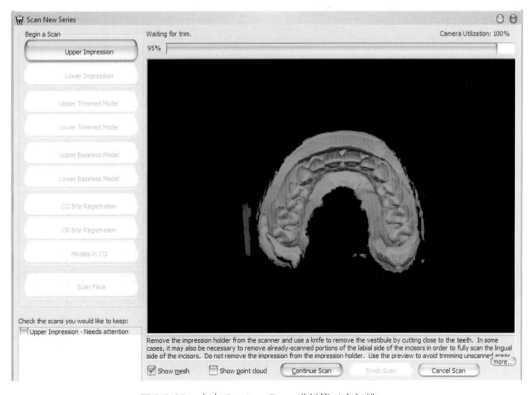

图 2-2-25　点击 Continue Scan,进行第三次扫描

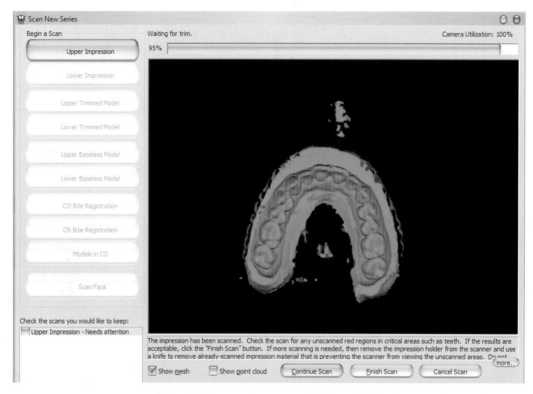

图 2-2-26　经过多次阴模修整及扫描，最终获得牙列清晰的阴模扫描结果，点击 Finish Scan，上颌阴模扫描完成

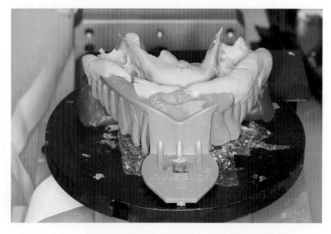

图 2-2-27　将下颌阴模放置于扫描区，关闭扫描仪的门

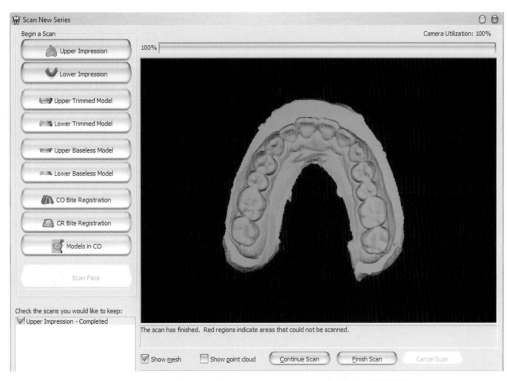

图 2-2-28 点击左上方 Lower Impression，准备扫描下颌阴模

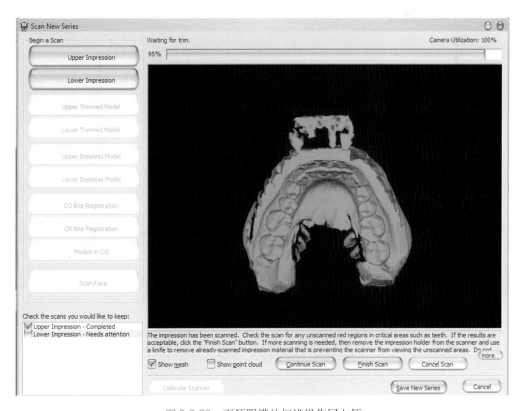

图 2-2-29 下颌阴模的扫描操作同上颌

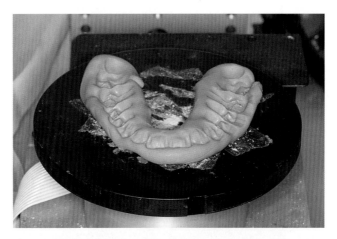

图 2-2-30　将硅橡胶咬合记录放置于扫描区,关闭扫描仪的门

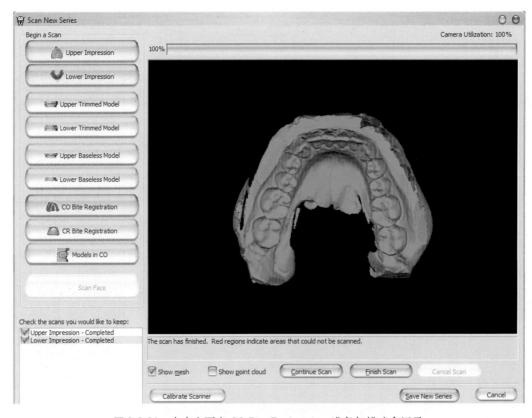

图 2-2-31　点击左下方 CO Bite Registration,准备扫描咬合记录

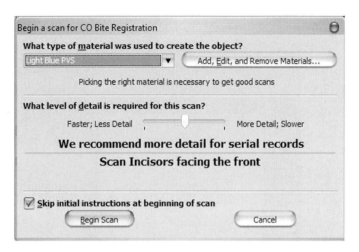

图 2-2-32 设置扫描参数,点击 Begin Scan

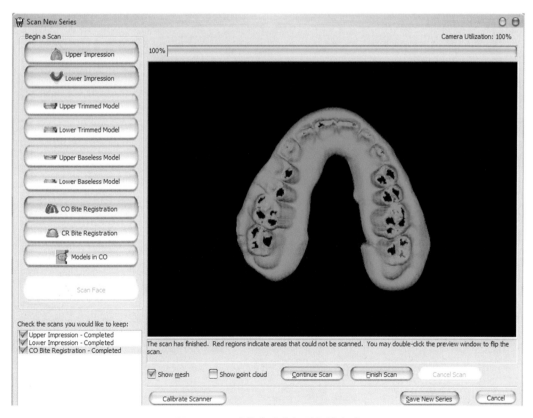

图 2-2-33 硅橡胶咬合记录扫描完成

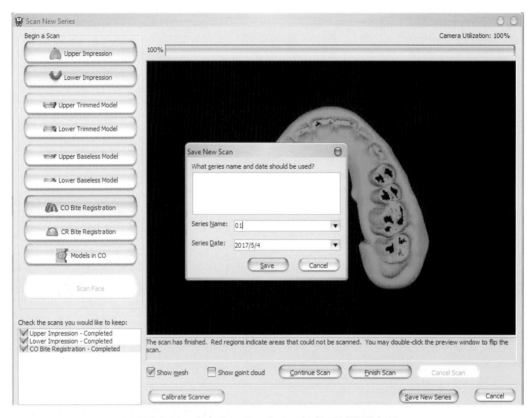

图 2-2-34 点击 Save New Series,保存,完成阴模扫描

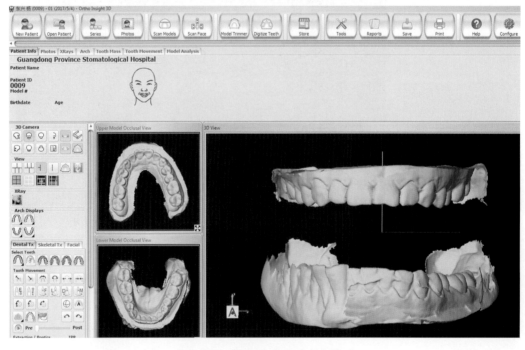

图 2-2-35 保存后,进入患者主界面

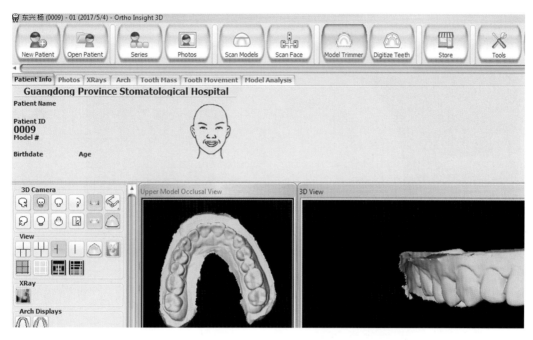

图 2-2-36　点击页面上方 Model Trimmer，进入模型修整界面

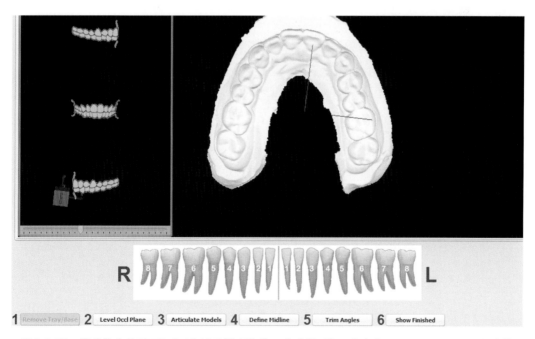

图 2-2-37　模型修整界面，页面下方显示模型修整 6 个步骤，第一步点击 Remove Tray/Base，去除模型底座

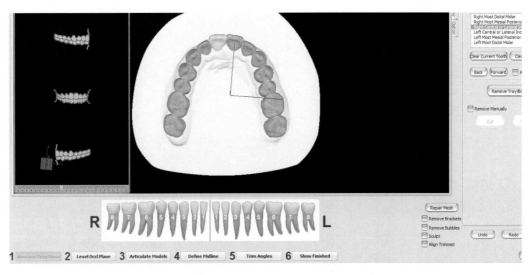

图 2-2-38　右击识别各个牙位后,点击去除底座

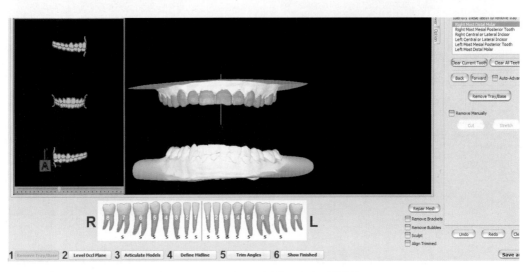

图 2-2-39　去除上下颌模型底座后的视图

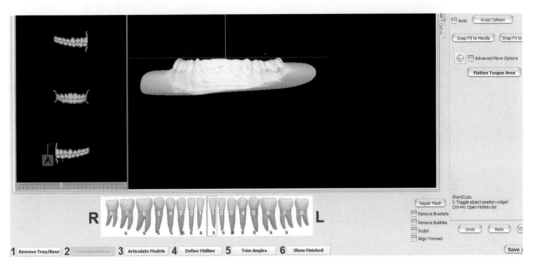

图 2-2-40 第二步点击 Level Occl Plane,调平𬌗平面

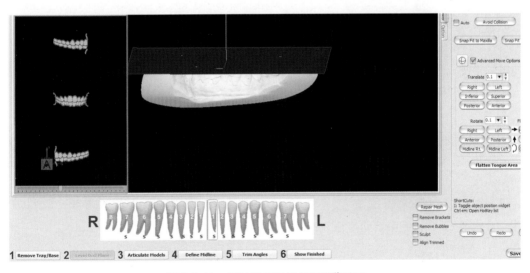

图 2-2-41 通过移动下颌来调平𬌗平面

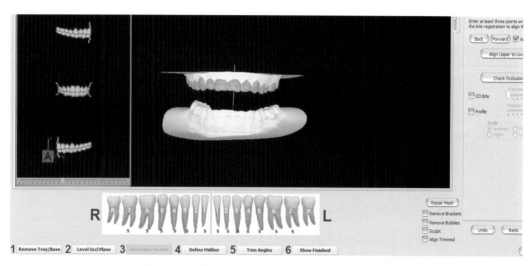

图 2-2-42 第三步点击 Articulate Models，调整咬合

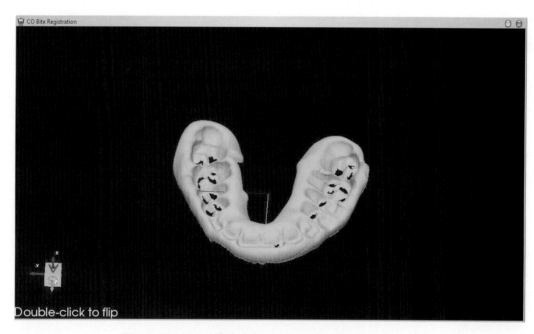

图 2-2-43 调入硅橡胶咬合记录，用咬合记录匹配上颌咬合

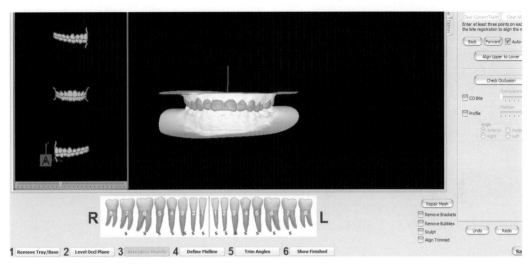

图 2-2-44 匹配上下颌咬合

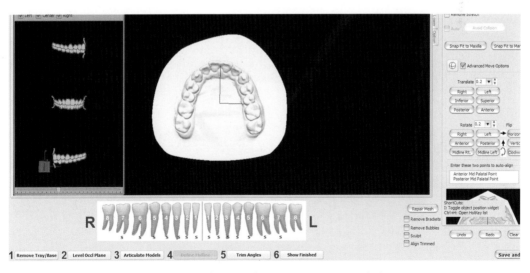

图 2-2-45 第四步点击 Define Midline,调整中线

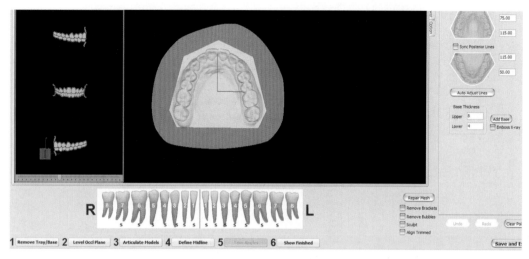

图 2-2-46　第五步点击 Trim Angles，设置模型底座外形角度

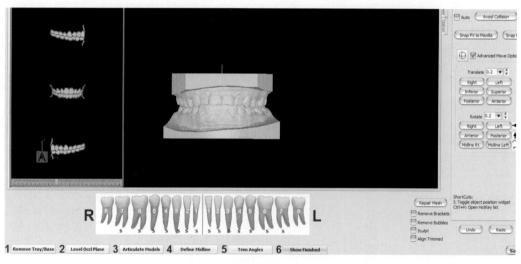

图 2-2-47　第六步点击 Show Finished，显示修整结果

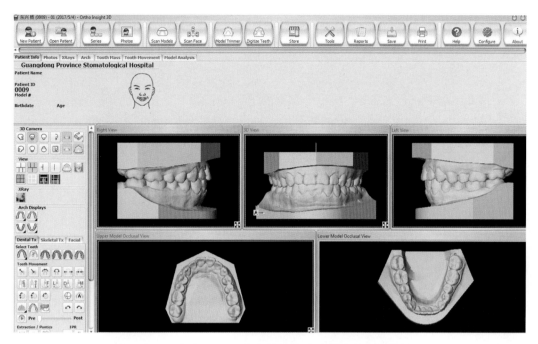

图 2-2-48　保存后，进入患者主界面，完成数字化印模的扫描

（张先跃　王春晖）

第三节　石膏模型三维扫描

石膏模型可以通过三维扫描仪、螺旋 CT 及 CBCT 等仪器扫描后获得数字化模型。除了可以扫描阴模外，ORTHO INSIGHT 3D 正畸专用扫描仪及分析软件也可以进行石膏模型的三维扫描与修整。虽然二者的扫描对象不同，但其操作步骤基本相同，石膏模型的扫描步骤更简单。一般来说，石膏模型的扫描一次即可获得数字化模型，而不必像扫描阴模那样分步地去除阴模内的遮挡部分来保证整个牙列扫描完整。图示石膏模型三维扫描获得数字化模型（图 2-3-1 ～ 图 2-3-17）。

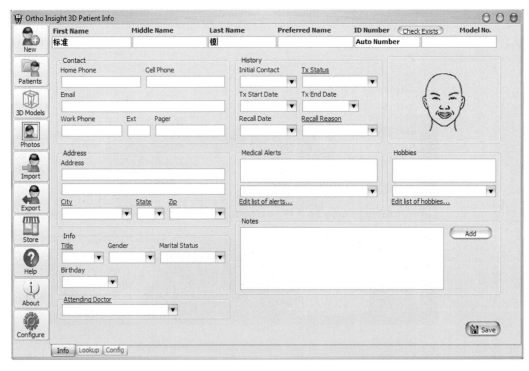

图 2-3-1 进入 Orthodox Insight 3D 软件,新建患者文档

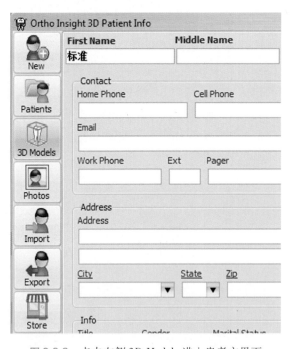

图 2-3-2 点击左侧 3D Models 进入患者主界面

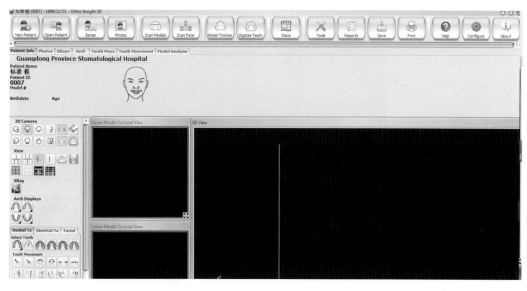

图 2-3-3　患者主界面

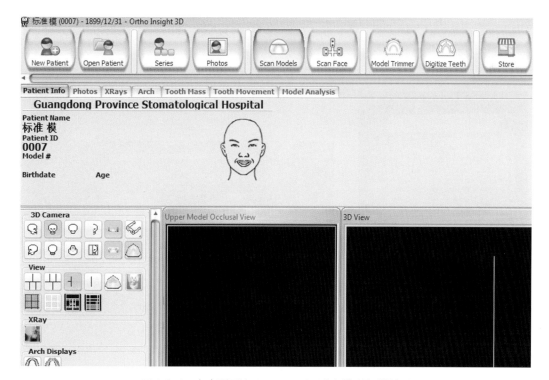

图 2-3-4　点击页面上 Scan Models，进入模型扫描界面

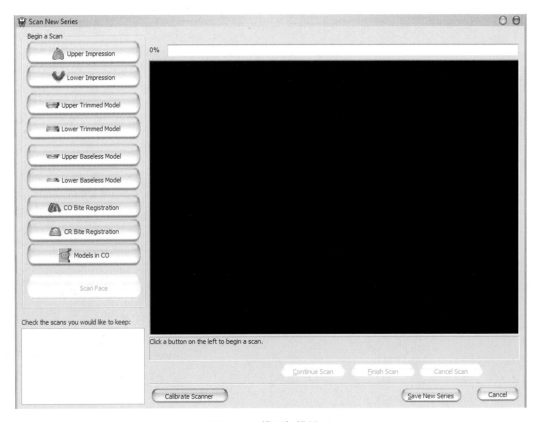

图 2-3-5　模型扫描界面

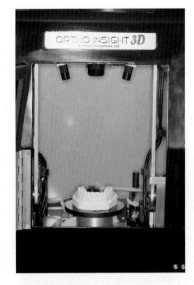

图 2-3-6　打开三维扫描仪,将上颌模型放置扫描区

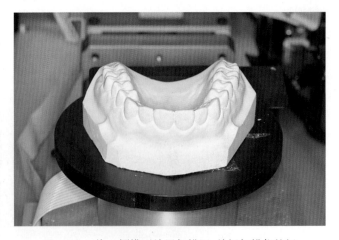

图 2-3-7　将上颌模型放置扫描区,关闭扫描仪的门

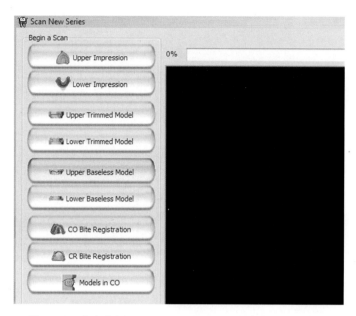

图 2-3-8　点击左侧 Upper Baseless Model，准备扫描上颌模型

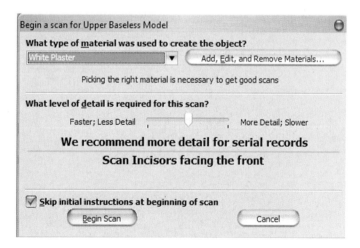

图 2-3-9　设置扫描参数，点击 Begin Scan

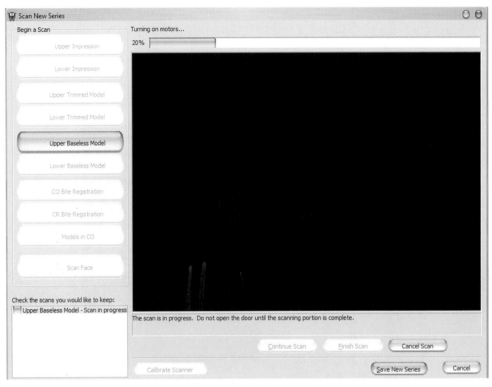

图 2-3-10 自动扫描界面

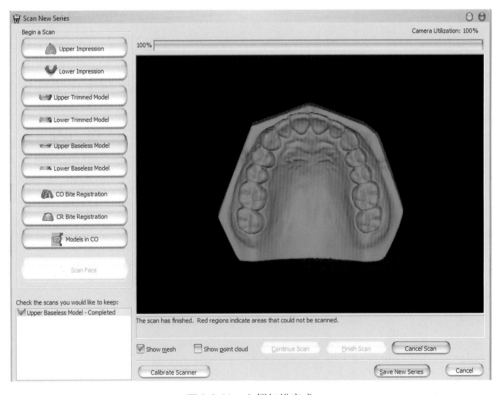

图 2-3-11 上颌扫描完成

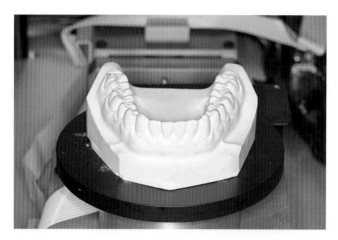

图 2-3-12　打开三维扫描仪,将下颌模型放置扫描区

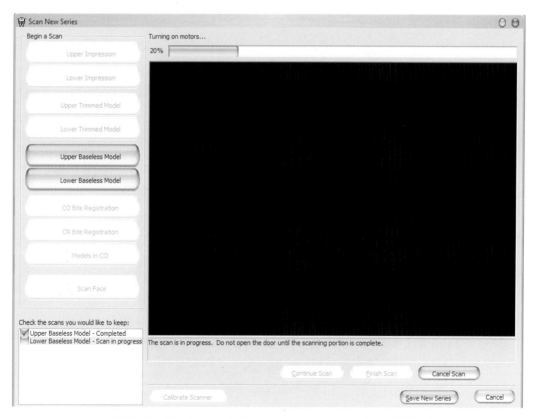

图 2-3-13　继续点击页面左侧 Lower Baseless Model,扫描下颌模型

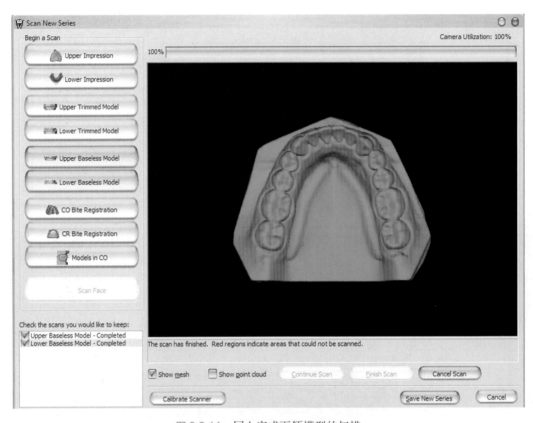

图 2-3-14 同上完成下颌模型的扫描

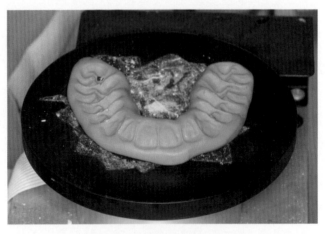

图 2-3-15 打开三维扫描仪,将硅橡胶咬合记录放置扫描区

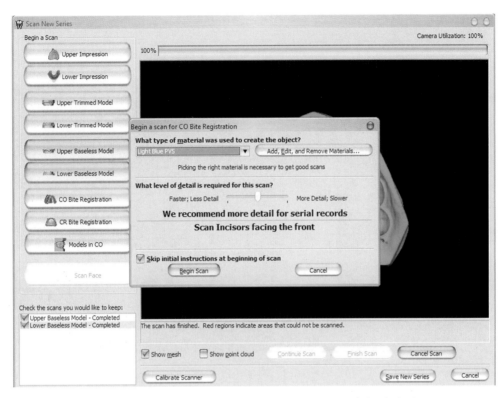

图 2-3-16　点击左侧 CO Bite Registration，设置咬合记录扫描参数，点击 Begin Scan

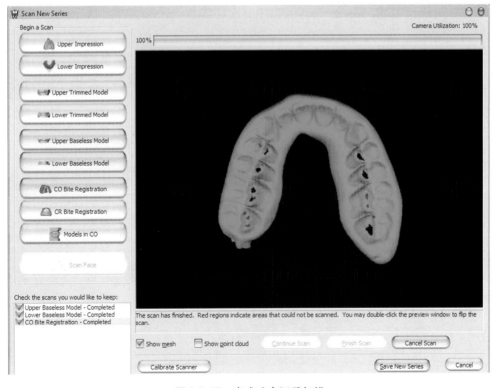

图 2-3-17　完成咬合记录扫描

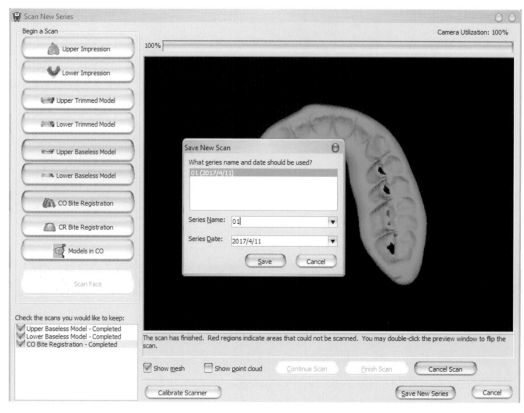

图 2-3-18　点击 Save New Series,保存,完成模型扫描

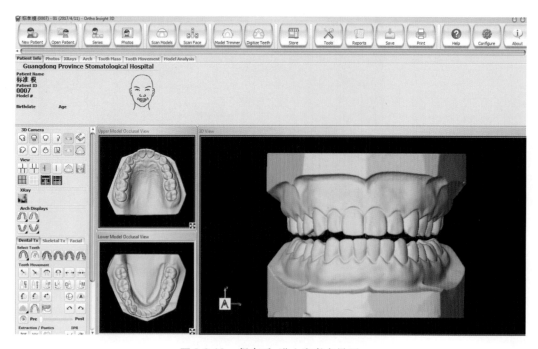

图 2-3-19　保存后,进入患者主界面

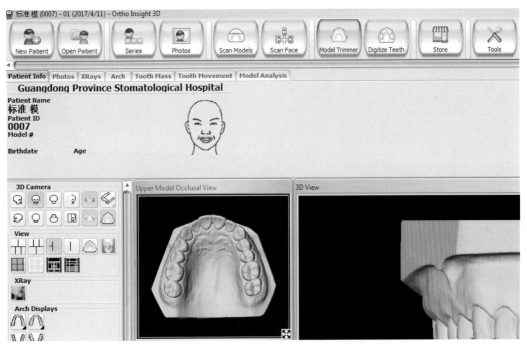

图 2-3-20 点击页面上方 Model Trimmer，进入模型修整界面

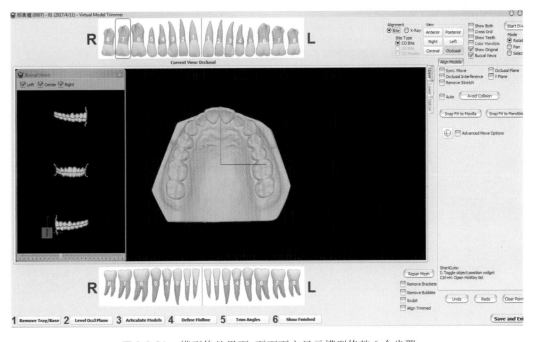

图 2-3-21 模型修整界面，页面下方显示模型修整 6 个步骤

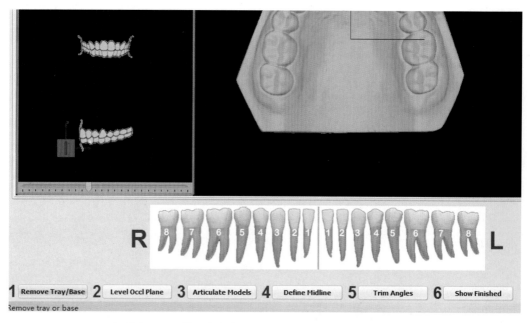

图 2-3-22　第一步点击 Remove Tray/Base，去除模型底座

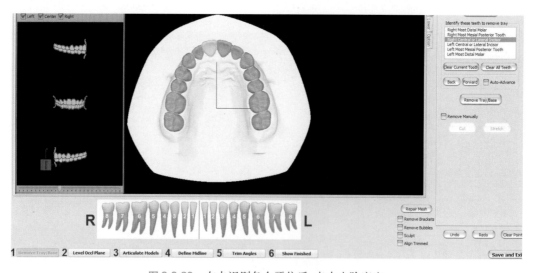

图 2-3-23　右击识别各个牙位后，点击去除底座

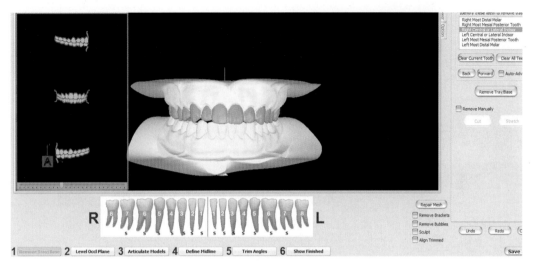

图 2-3-24 去除上下颌模型底座后的视图

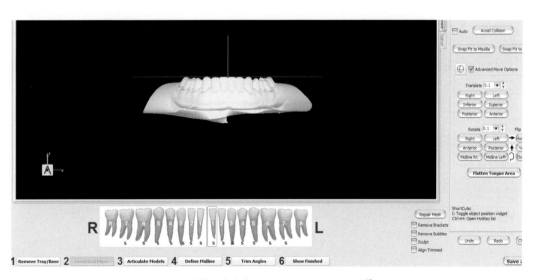

图 2-3-25 第二步点击 Level Occl Plane，调平殆平面

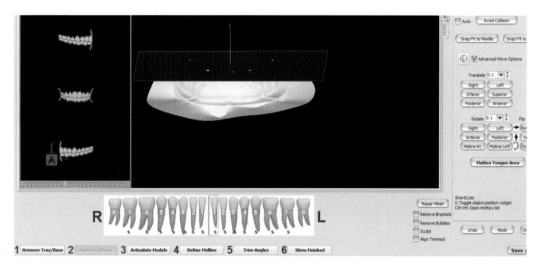

图 2-3-26 通过移动下颌来调平𬌗平面

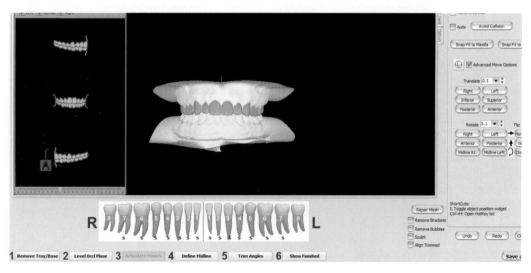

图 2-3-27 第三步点击 Articulate Models,调整咬合

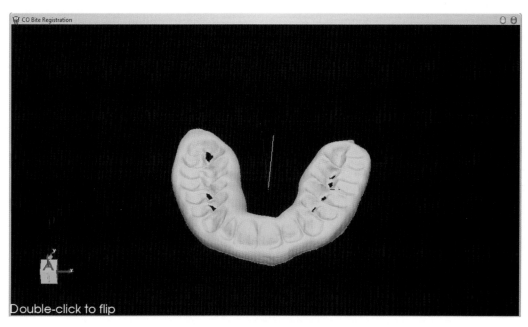

图 2-3-28　调入硅橡胶咬合记录

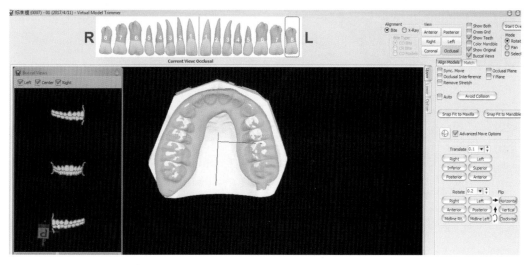

图 2-3-29　用咬合记录匹配上颌咬合

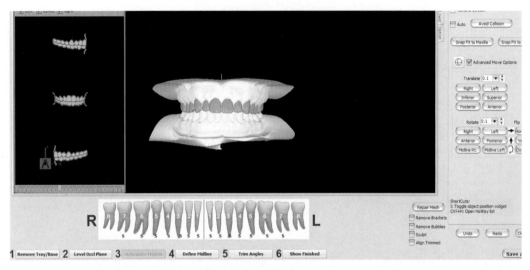

图 2-3-30 匹配上下颌咬合

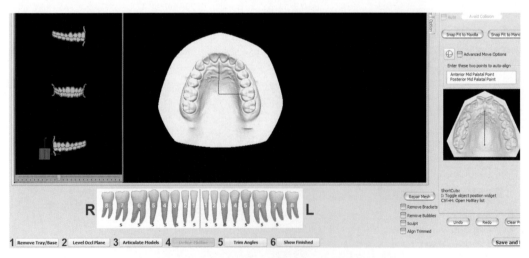

图 2-3-31 第四步点击 Define Midline,调整中线

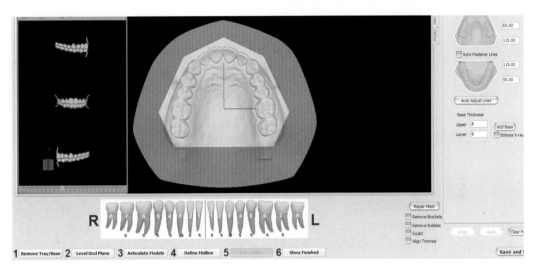

图 2-3-32　第五步点击 Trim Angles，设置模型底座外形角度

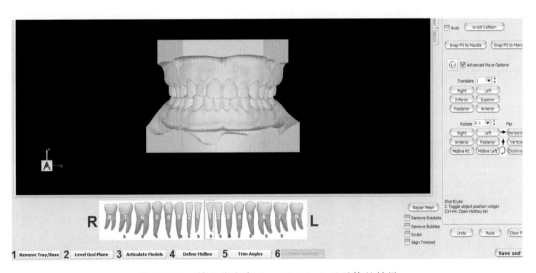

图 2-3-33　第六步点击 Show Finished，显示修整结果

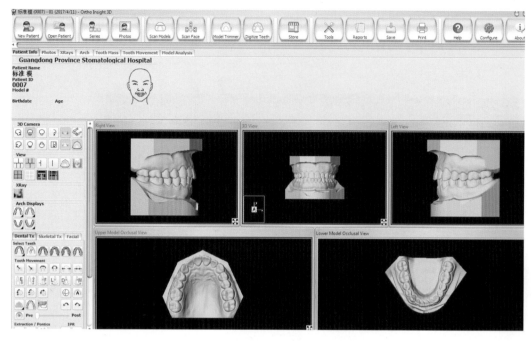

图 2-3-34　保存后,进入患者主界面

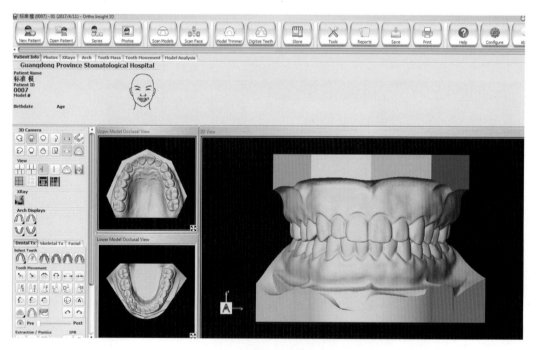

图 2-3-35　完成数字化模型的扫描

　　总之,无论采用何种方法,在获取数字化模型时,保证数字化模型放大率为 1∶1,牙颌组织形态清晰(高分辨率),咬合对位精确是必要的。

(陈启兴　刘慧君)

第三章

托槽定位

托槽定位无疑对矫治效果起到关键作用,标准方丝弓矫治器的定位方法是用固定的托槽槽沟至牙尖或殆平面的高度来确定托槽的位置。由于患者牙齿大小和形态的差异,用托槽高度所确定的托槽位置在不同患者牙冠上的部位是可变的,从而引起直丝弓托槽预设置的转矩和内收外展发生改变。因此对于直丝弓矫治器来说,用方丝弓矫治器的托槽高度定位方法是适用的。本章节重点介绍直丝弓矫治器托槽定位常用方法。

第一节　牙体表面解剖标志

托槽的定位与牙体表面解剖标志密切相关,因此在介绍托槽定位方法之前,需要简单温习一下牙体表面的解剖标志。

一、切牙组

切牙位于口腔前部,牙冠由唇面、舌面、近中面和远中面四个轴面和一个切嵴组成。牙冠唇、舌面略呈梯形,邻面呈楔形,颈部厚而切端薄。

1. 上颌中切牙(maxillary central incisor,图 3-1-1)　切牙中体积最大、前牙中近远中径最宽、

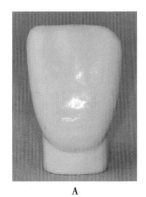 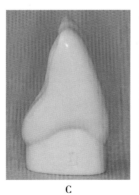 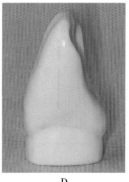

A　　　　　　　　B　　　　　　　　C　　　　　　　　D

图 3-1-1　上颌中切牙
A. 唇面　B. 舌面　C. 近中面　D. 远中面

牙弓中位置最靠前。

唇面:略呈梯形,切颈径大于近远中径。切 1/3 和中 1/3 较平坦,颈 1/3 较突出为唇颈嵴。切 1/3 可见两条发育沟,近中缘及切缘较直,远中缘及颈缘较突。

2. 上颌侧切牙(maxillary lateral incisor,图 3-1-2)   切牙中唇面最突、舌窝最深、远中切角最为圆钝。

(1)唇面:呈梯形,近中缘稍长,远中缘较短,与切缘弧形相连,因而切缘明显斜向远中。

(2)切嵴:向远中舌侧倾斜度较中切牙大。

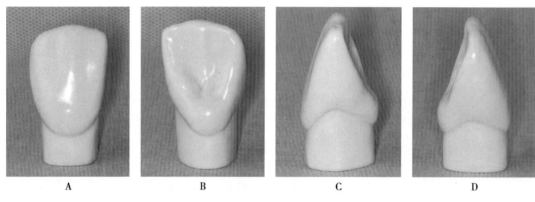

图 3-1-2 上颌侧切牙
A. 唇面 B. 舌面 C. 近中面 D. 远中面

3. 下颌中切牙(mandibular central incisor,图 3-1-3)   全口牙中体积最小、形态最为对称。

唇面:约呈梯形、狭长且光滑平坦,近中缘与远中缘对称,切缘平直。

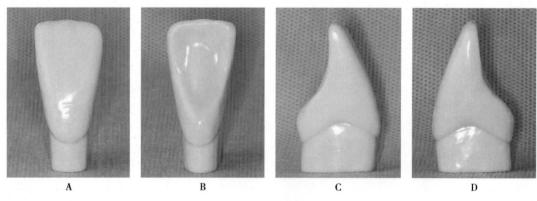

图 3-1-3 下颌中切牙
A. 唇面 B. 舌面 C. 近中面 D. 远中面

4. 下颌侧切牙(mandibular lateral incisor,图 3-1-4)   与下颌中切牙相似,但有以下特点:

(1)下颌侧切牙牙冠较下颌中切牙稍宽。

(2)唇面切缘略向远中倾斜,远中切角较近中切角圆钝。

(3)舌面与下颌中切牙相似。

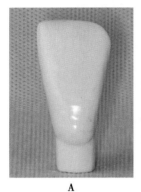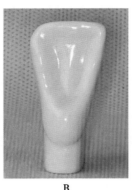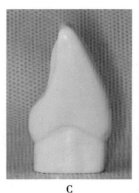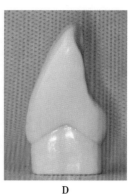

A   B   C   D

图 3-1-4　下颌侧切牙
A. 唇面　B. 舌面　C. 近中面　D. 远中面

二、尖牙组

尖牙位于侧切牙的远中,牙冠较厚,其特点是有一长大的牙尖,牙根为单根。

1. 上颌尖牙(maxillary canine,图 3-1-5)　为全口牙中牙体和牙根最长、牙尖最大的牙。

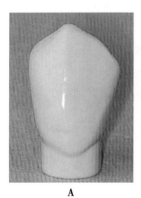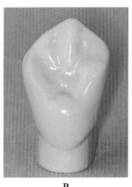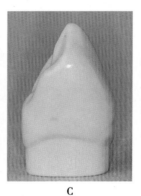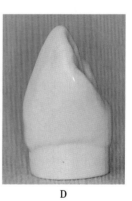

A   B   C   D

图 3-1-5　上颌尖牙
A. 唇面　B. 舌面　C. 近中面　D. 远中面

(1)唇面:似圆五边形,其五边由近中缘、近中斜缘、远中斜缘、远中缘和颈缘组成。其中近中斜缘短,远中斜缘长。初萌出的尖牙,近、远中斜缘在牙尖顶处相交约成90°角。唇面中部有突起的唇轴嵴,由牙尖顶伸至颈 1/3,将唇面分为近唇斜面和远唇斜面。唇轴嵴两侧各有一条发育沟。

(2)牙尖:牙尖由四嵴和四斜面组成。四嵴即唇轴嵴、舌轴嵴、近中牙尖嵴、远中牙尖嵴。四斜面即:近唇斜面、远唇斜面、近舌斜面和远舌斜面。四牙尖嵴汇合成牙尖顶,牙尖顶偏近中。

2. 下颌尖牙(mandibular canine,图 3-1-6)　下颌尖牙类似上颌尖牙,但有下列特点:

(1)下颌尖牙较上颌者窄而薄,牙冠窄而细长。

(2)牙冠唇面为狭长五边形,唇颈嵴、唇轴嵴及发育沟不如上颌尖牙者明显。唇面近中缘最长,约与牙体长轴接近平行,远中缘较短。切缘由近、远中斜缘组成,近中斜缘短,远中斜缘长,

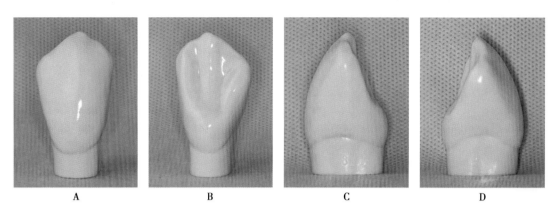

图 3-1-6　下颌尖牙
A. 唇面　B. 舌面　C. 近中面　D. 远中面

两者长度之比约为 1 : 2,近、远中斜缘的交角大于 90°。

（3）牙尖不如上颌尖牙者突显,牙尖顶明显偏近中。

三、前磨牙组

前磨牙又称前磨牙,牙冠呈立方形,𬌗面有两尖(下颌第二前磨牙有三尖型者)。

1. 上颌第一前磨牙(maxillary first premolar,图 3-1-7)　上颌第一前磨牙为前磨牙中体积最

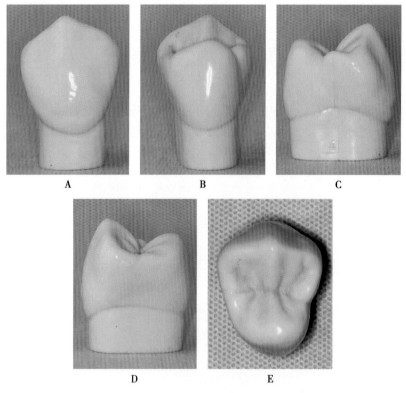

图 3-1-7　上颌第一前磨牙
A. 颊面　B. 舌面　C. 近中面　D. 远中面　E. 𬌗面

大者,颊尖偏向远中。

（1）颊面（buccal surface）:与尖牙唇面相似但较短小,颊面中部有纵行的颊轴嵴,颊尖是前磨牙中唯一偏向远中者。

（2）舌面（lingual surface）:小于颊面,似卵圆形,舌尖较颊尖短小、圆钝,偏向近中。

（3）邻面（proximal surface）:约呈四边形,近远中接触区均靠𬌗缘偏颊侧。

（4）𬌗面（occlusal surface）:外形为轮廓显著的六边形,颊边宽于舌边。𬌗面有一系列的解剖标志,包括边缘嵴、牙尖、三角嵴及窝沟点隙。

（5）边缘嵴（marginal ridge）:由近远中边缘嵴和颊、舌尖的近远中牙尖嵴围成。

（6）牙尖（dental cusp）:𬌗面有颊舌两尖,颊尖长大锐利,舌尖较短小圆钝。

（7）三角嵴（triangular ridge）:颊舌尖三角嵴分别从颊、舌尖顶伸向𬌗面中央窝。

（8）窝（fossa）、沟（groove）和点隙（pit）:包括中央窝,窝底有近远中向的中央沟,其两端为近远中点隙。

2. 上颌第二前磨牙（maxillary second premolar,图 3-1-8） 似上颌第一前磨牙,但有如下特点:

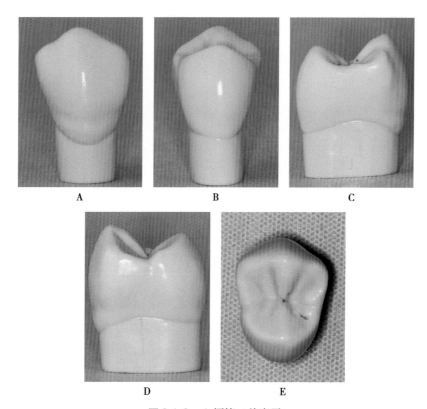

图 3-1-8　上颌第二前磨牙
A. 颊面　B. 舌面　C. 近中面　D. 远中面　E. 𬌗面

（1）上颌第二前磨牙的颊面颈部较上颌第一前磨牙宽,颊尖圆钝,偏向近中。

（2）舌面与颊面大小相似或略小,舌尖圆钝偏近中。

（3）邻面仍呈四边形，近远中接触区仍在近𬌗缘偏颊侧。但近中面颈部少有凹陷，亦无沟越过近中边缘嵴至近中面。

上颌第二前磨牙的𬌗面较对称，轮廓不如上颌第一前磨牙者锐突，牙尖较圆钝。𬌗面颊缘与舌缘宽度相近，𬌗面诸角较圆钝，颊舌尖的高度、大小相近，颊舌二尖均偏近中。中央窝浅，中央沟较短，无近中沟，近远中点隙相距亦较近。

3. 下颌第一前磨牙（mandibular first premolar，图 3-1-9）　下颌第一前磨牙为前磨牙中体积最小、颊舌尖高度差别最大、𬌗面有横嵴者，其特点如下：

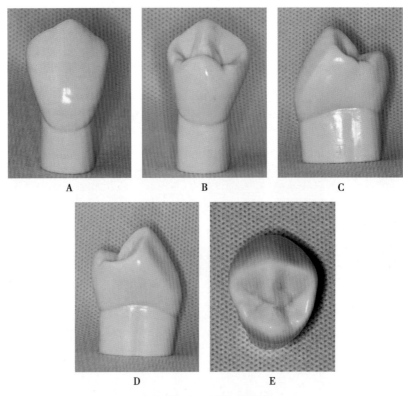

图 3-1-9　下颌第一前磨牙
A. 颊面　B. 舌面　C. 近中面　D. 远中面　E. 𬌗面

（1）颊面（buccal surface）：颊面向舌侧倾斜显著。颊尖高耸、长大尖锐，偏向近中。颊轴嵴在颈 1/3 处显突。

（2）舌面（lingual surface）：舌面较短小，仅及颊面的 1/2。舌尖明显小于颊尖。

（3）邻面（proximal surface）：约呈四边形，近远中接触区均靠𬌗缘偏颊侧。

（4）𬌗面（occlusal surface）：呈卵圆形，最大特点是颊尖长大而舌尖很小，二尖均偏近中，颊尖三角嵴与舌尖三角嵴相连而成横嵴，为该牙的重要解剖标志。横嵴越过𬌗面，将𬌗面分成较小的三角形近中窝，与较大的长圆形远中窝。

4. 下颌第二前磨牙（mandibular second premolar，图 3-1-10）　外形方圆，牙冠𬌗颈高度、颊舌厚度和近远中宽度相近，舌面与颊面大小约相等。

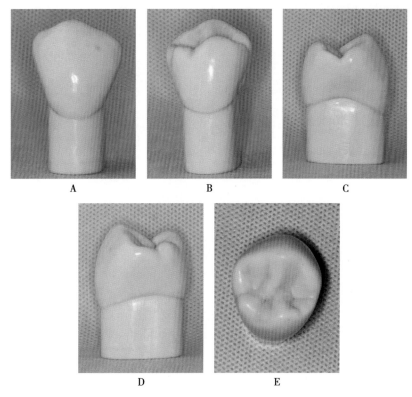

图 3-1-10 下颌第二前磨牙
A. 颊面　B. 舌面　C. 近中面　D. 远中面　E. 𬌗面

（1）颊面（buccal surface）：颈部较下颌第一前磨牙稍宽,颊尖圆钝,略偏近中。

（2）舌面（lingual surface）：与颊面大小相近,若为两舌尖者,则舌面宽于颊面,两尖之间有舌面沟通过,近中舌尖大于远中舌尖。如为 1 个舌尖,则较颊尖小,牙尖偏近中。

（3）邻面（proximal surface）：近远中接触区均靠𬌗缘偏颊侧。

（4）𬌗面（occlusal surface）：有两种类型,①两尖型:𬌗面呈椭圆形,颊舌两尖均偏近中。发育沟呈 H 型或 U 型。②三尖型:𬌗面呈方圆型,有 1 个颊尖,2 个舌尖,近中舌尖大于远中舌尖,发育沟呈 Y 型。

四、磨牙组

磨牙位于前磨牙的远中,包括上颌第一、第二、第三磨牙和下颌第一、第二、第三磨牙。上、下、左、右共 12 个,牙体由第一磨牙至第三磨牙依次减小。磨牙的牙冠体积大,𬌗面亦大,有 4～5 个牙尖,牙根一般为 2～3 根。磨牙具有磨细食物的作用。因第三磨牙变异程度较大,且鲜有第三磨牙粘托槽者,本章节略去第三磨牙的牙体解剖。

1. 上颌第一磨牙（maxillary first molar,图 3-1-11）　上颌第一磨牙约 6 岁即出现于口腔,故又名六龄牙。

（1）颊面:略呈梯形,近远中宽度大于𬌗颈高度,近中缘长而直,远中缘稍短而突,𬌗缘长于

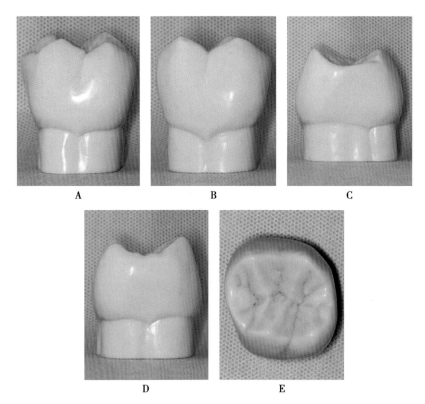

图 3-1-11 上颌第一磨牙
A. 颊面　B. 舌面　C. 近中面　D. 远中面　E. HE 面

颈缘,殆缘由近、远中颊尖的近、远中斜缘组成。近中颊尖略宽于远中颊尖,两尖间有颊沟通过,约与颊轴嵴平行,近中颊尖的颊轴嵴显著。

（2）舌面:大小与颊面相近或稍小,殆缘由近、远中舌尖的近、远中斜嵴组成。近中舌尖宽于远中舌尖,两尖间有远中舌沟通过。舌轴嵴不明显。少数近中舌尖的舌侧有第五牙尖,又称卡氏尖。

（3）邻面:近、远中面约为四边形,颊舌厚度大于殆颈高度,颈部平坦,外形高点在牙殆 1/3 处。近中接触区靠殆缘偏颊侧;远中接触区靠殆缘中 1/3 处。

（4）殆面:殆面由边缘嵴围成,近殆边缘嵴短而直,远殆边缘嵴稍长。

（5）牙尖:一般为 4 个,即近中颊尖、远中颊尖、近中舌尖和远中舌尖,颊侧牙尖较锐,舌侧牙尖较钝,近中舌尖是 4 个牙尖中最大者,是上颌第一磨牙的主要功能尖,远中舌尖则是其中最小者。

（6）三角嵴:每个牙尖均有一个三角嵴,共 4 个。由远中颊尖三角嵴与近中舌尖三角嵴相连成嵴,称为斜嵴,为上颌第一磨牙的解剖特征。

（7）斜面:每一牙尖均有 4 个斜面,颊尖的颊斜面无咬合接触,但颊尖的舌斜面、舌尖的颊斜面和舌斜面均有咬合接触。

（8）窝及点隙:由殆面斜嵴将殆面分为近中窝及远中窝。近中窝较大,位于斜嵴与近殆边缘嵴之间,约占𬌗面近中2/3,又名中央窝,窝内有中央点隙;远中窝较小,位于斜嵴与远𬌗边缘嵴之间,约占𬌗面远中的1/3。

(9)沟:颊沟自中央点隙伸向颊侧,在两颊尖之间经颊𬌗边缘嵴而至颊面;近中沟自中央点隙伸向近中,止于近𬌗边缘嵴之内。远中舌沟一端至远中边缘嵴内,另一端经两舌尖之间越过舌𬌗边缘嵴至舌面。

2. 上颌第二磨牙(maxillary second molar,图3-1-12)　似上颌第一磨牙,但又有以下特点:

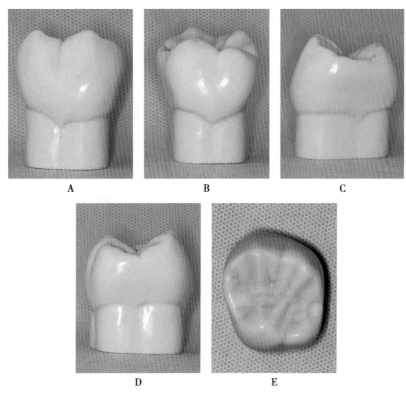

图 3-1-12　上颌第二磨牙
A. 颊面　B. 舌面　C. 近中面　D. 远中面　E. 𬌗面

(1)牙冠较上颌第一磨牙近远中宽度窄。

(2)牙冠颊面自近中向远中舌面的倾斜度大于第一磨牙。远中颊尖明显缩小。

(3)舌面近中舌尖占舌面的大部分,远中舌尖更小,极少有第五牙尖。

(4)𬌗面斜嵴不如上颌第一磨牙明显,有远中沟越过。远中舌尖不显著而近中舌尖特大,舌面明显小于颊面。

3. 下颌第一磨牙(mandibular first molar,图3-1-13)　下颌第一磨牙为恒牙中萌出最早、𬌗面尖、嵴、沟、窝、斜面最多的牙。

(1)颊面:约呈梯形,近远中径大于牙𬌗颈径。𬌗缘长于颈缘,近中缘直,远中缘突。𬌗缘可见近中颊尖、远中颊尖和远中尖的半个牙尖,分别有颊沟和远颊沟分隔。近中颊尖与远中颊尖的颊轴嵴与颊沟平行,远中尖的颊轴嵴不显著。

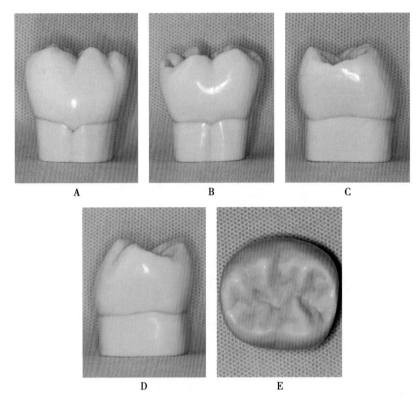

图 3-1-13　下颌第一磨牙
A. 颊面　B. 舌面　C. 近中面　D. 远中面　E. 殆面

（2）舌面：亦呈梯形，较颊面小而光滑圆突。殆缘可见近、远中舌尖，舌沟从两舌尖间越过。无明显轴嵴。

（3）邻面：约呈四边形，牙冠倾向舌侧，颊尖低于舌尖。近、远中接触区均在近殆缘偏颊侧；远中面小于近中面。

（4）殆面：略呈长方形，形态复杂。

（5）边缘嵴：殆缘由四条边缘嵴围成，颊殆边缘嵴长于舌殆边缘嵴，近殆边缘嵴较长且直，远殆边缘嵴较短且突。

（6）牙尖：可见 5 个牙尖。近、远中颊尖短而钝，近、远中舌尖长而尖，远中尖最小位于颊面与远中面交界处。

（7）三角嵴：殆面 5 条牙尖三角嵴朝向中央窝，其中以远中颊尖三角嵴最长，远中尖三角嵴最短。

（8）斜面：舌尖的舌斜面与对颌牙无咬合接触。颊尖和远中尖的颊斜面和舌斜面及舌尖的颊斜面与对颌牙均有接触。

（9）窝及点隙：中央窝位于殆面两近中牙尖三角嵴的远侧及远殆边缘嵴近侧，窝内有中央点隙。在近殆边缘嵴的内侧有较小的三角形近中窝，窝内有近中点隙。

（10）沟：共计 5 条发育沟，其中颊沟由中央点隙伸向颊侧，经近中颊尖与远中颊尖之间至颊面;舌沟由中央点隙经两舌尖之间至舌面;近中沟由中央点隙伸向近中,止于近𬌗边缘嵴之内;远中沟由中央点隙伸向远中,止于远𬌗边缘嵴之内;远中颊尖与远中尖之间有一条远颊沟,从远中沟分出,向远颊方向至颊面。

4. 下颌第二磨牙(mandibular secondmolar,图 3-1-14)　下颌第二磨牙有 4 尖型和 5 尖型两种。

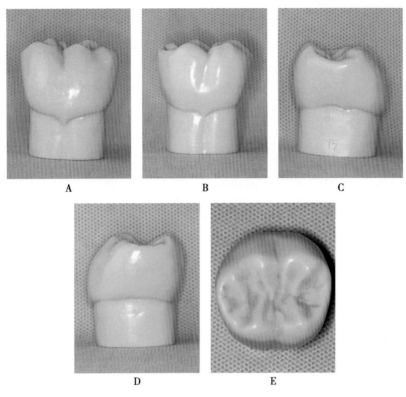

图 3-1-14　下颌第二磨牙
A. 颊面　B. 舌面　C. 近中面　D. 远中面　E. 𬌗面

（1）4 尖型:无远中尖,𬌗面呈方圆形,有近中颊舌尖和远中颊舌尖。𬌗面 4 条发育沟呈"+"形分布:即颊沟、舌沟、近中沟和远中沟,发育沟和边缘嵴使整个𬌗面似"田"字形,为下颌第二磨牙的主要类型。

（2）5 尖型:与下颌第一磨牙相似,𬌗面具有 5 个牙尖和 5 条发育沟,但稍小。

（陈良娇　王瑜）

第二节　托槽定位方法

在熟悉牙冠表面解剖标志之后,着重讲解直丝弓矫治器定位方法。目前,临床上广泛使用的全程式化预成矫治器的基本原理是将牙冠的内收外展、轴倾及转矩均预成在托槽的基底部,然后通过弓丝使牙冠的三维定位表达出来。由于牙冠唇面并非一个平面,托槽位置在垂直向的改变不仅会影响牙齿垂直向的位置,也会显著改变牙齿的转矩角度,最终对牙齿三维位置产生显著影响。由此可见精准的托槽定位是实现预成在托槽中的数据的一个前提,精准的托槽定位可以减少后期精细调整的时间,建立良好的上下牙列咬合关系,是正畸治疗成功的关键。

Angle 发明方丝弓矫治器后建议托槽的最佳位置应置于牙冠唇(颊)面的中心,在方丝弓技术的发展过程中,逐渐演化为通过托槽槽沟到牙尖的高度来定位的方法。自 Andrews 在方丝弓矫治技术的基础上发明直丝弓矫治技术以来,提出了"临床冠中心法"来定位托槽。但随后的研究显示各牙齿的临床冠中心点并不都在一个平面上,而且牙尖的磨耗、牙齿萌出不足或者牙龈增生都会严重影响冠中心点的位置,导致托槽定位不良。McLaughlin 等建议以切缘(牙尖)到槽沟的距离来定位托槽,并且牙齿不同的尺寸对应不同的垂直距离,为此制作了与牙齿大小相匹配的高度定位表指导临床的托槽定位,但临床观察结果却显示采用此种托槽定位法,牙列排齐后边缘嵴关系不佳。这主要是由于后牙区磨牙牙尖由于磨耗或缺损导致高度降低所导致。观察到这种局限性,Kanlange 提出了"边缘嵴平齐法"来提高后牙区的垂直向排列。边缘嵴作为临床医师能直接观察到的解剖标志点,受牙尖磨耗、牙龈退缩及牙齿本身萌出程度等因素的影响较小,因此是托槽精确定位的良好解剖标志。顾名思义,"边缘嵴平齐法"通过排齐所有后牙的边缘嵴,然后通过后牙的托槽高度确定前牙的托槽位置。但是也有研究显示后牙区的边缘嵴并非完全平齐,而是上颌第二磨牙近中边缘嵴略低于第一磨牙的远中边缘嵴约 0.5mm。

这些传统的托槽定位方法由于受患者个体牙体形态变异,牙尖磨耗、萌出状态及术者的经验和判断的影响而各有不同的局限性,所以后期的精细调整在所难免。传统的舌侧矫治器通过对石膏模型的切割、排牙,可以在获得上下牙列完美咬合关系的基础上,通过一根完全平直的弓丝,精准定位所有托槽的位置,实现托槽的个性化定位及真正的直丝弓矫治。目前为止传统的唇侧托槽的定位还是停留在不整齐牙列上的定位,由于目前定位方法的局限而无法真正精准定位。近年来数字化技术的快速发展,使模型的数字化、数字化牙列的虚拟排牙成为可能,所以普通的唇侧托槽也可以方便快速地在排牙后的数字模型上进行精准定位,这样就可以避免上述各种托槽定位方法的缺陷,为良好咬合关系的建立提供有力的保障。

本节将分别介绍这几种托槽定位方法。

一、临床冠中心法

临床冠中心法由 Andrews 发明直丝弓矫治器时提出,即将托槽槽沟、颊面管的中心点与临床冠中心相重合,托槽垂直标志线与临床冠长轴相重合,托槽翼上标志点放于牙齿的远中龈方。

其中,"临床冠"指牙龈健康的替牙晚期和恒牙列肉眼见到的牙冠。从解剖上看,临床冠高度为从釉牙骨质界至切缘或牙尖的距离减去 1.8mm。"临床冠中心"指临床冠长轴与牙冠水平线的交点,即临床冠高度一半的距离。磨牙的临床冠长轴为颊面的主垂直沟,其余牙齿的临床冠长轴位于中发育嵴之上,此发育嵴位于牙冠唇(颊)面中部,由龈方至𬌗方,是牙冠的最凸部;从近远中方向看,临床冠长轴用平行于中发育嵴(或主垂直沟)且与唇(颊)面临床冠中点相切的直线代表。牙齿的临床冠高度可以因牙齿大小不同而异,但临床冠中心却相对保持恒定,因此 Andrews 用临床冠中心定位托槽位置。

Roth 医师是功能𬌗的倡导者,他根据功能𬌗目标和多年临床应用 Andrews 直丝弓矫治器的经验,对 Andrews 托槽进行了改良,使得一种托槽系列适合大部分患者,托槽所包含的数据可以完成牙齿三维方向的轻度过矫正,容许牙齿轻微倾斜移动。同时对切牙托槽的"临床冠中心"定位方法做了一些调整,以省去弓丝的代偿弯曲。他将上颌侧切牙、下颌前牙的托槽粘接于较其临床冠中心略靠殆方 0.5mm 的位置。

图示"临床冠中心法"的一般操作流程(图 3-2-1 ~ 图 3-2-6):

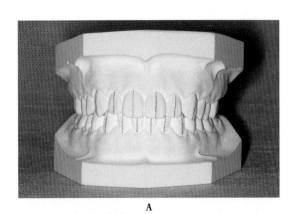

A

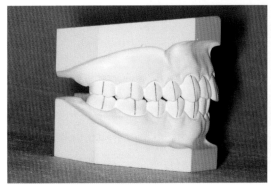

B

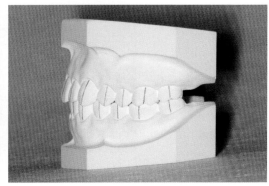

C

图 3-2-1　标出临床冠长轴
A. 正位　B. 右侧位　C. 左侧位

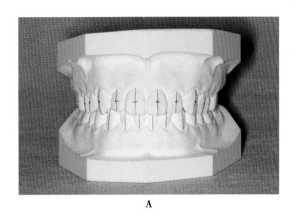

A

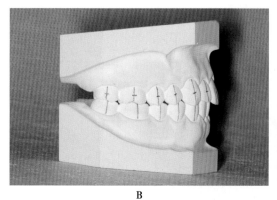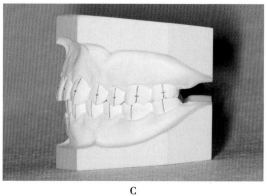

图 3-2-2　临床冠长轴上取临床冠长度的一半,标出临床冠中心
A. 正位　B. 右侧位　C. 左侧位

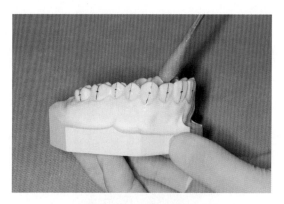

图 3-2-3　涂布分离剂

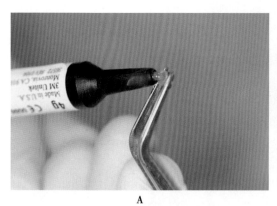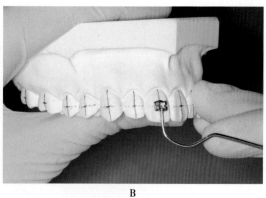

图 3-2-4　托槽底板涂适量粘接剂(A),将托槽槽沟中心定位于标出的临床冠中心(B)

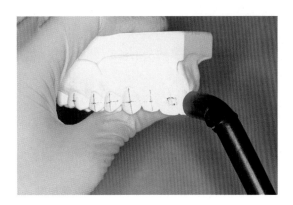

图 3-2-5 光固化

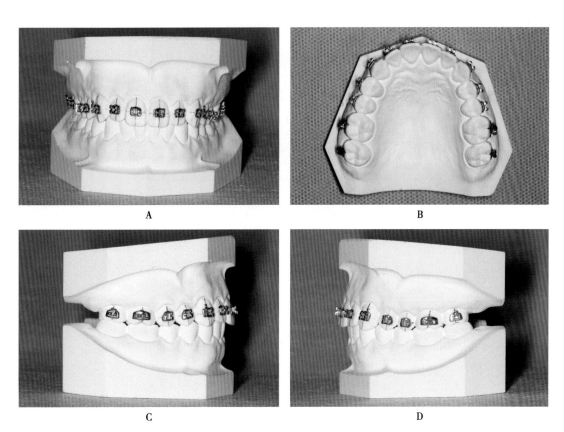

图 3-2-6 同上操作完成上颌牙齿的托槽定位
A. 正位 B. 𬌗面 C. 右侧位 D. 左侧位

二、高度定位法

首先要指出,直丝弓托槽高度定位法并非方丝弓托槽的高度定位。它是由 McLaughlin 等基于"临床冠中心法"衍生出来的定位方法。McLaughlin 等根据自己多年使用直丝弓矫治器的经验,特别是他们提出的滑动法关闭拔牙间隙的新的矫正需要,1994 年对直丝弓矫治器的托槽进行了改良。于 1997 年 McLaughlin、Bennett 和 Trevisi 发明出 MBT 直丝弓矫治器。

McLaughlin 等发现理想咬合状态下牙齿的临床冠中心点并不都在一个平面上,同时牙齿大小变异、萌出及磨耗状态也会影响"临床冠中心法"确定的托槽位置,而最终影响矫治效果。他们认为上颌第二磨牙颊面管应位于临床冠中心的殆方 0.5~1.0mm 处,下颌尖牙、前磨牙托槽应位于临床冠中心殆方 0.5mm 处。因此,MBT 矫治技术中推荐使用定位器和托槽定位表确定托槽的位置。他们将牙齿按大小分为 A、B、C、D、E 五个组别,测量各组别牙齿大小相近的临床冠中心的高度值,取平均值得出表中数据。实际上,McLaughlin 等是采用平均值来量化临床冠中心的高度,而非原来的目测(表 3-2-1)。

表 3-2-1　托槽定位表

	U7	U6	U5	U4	U3	U2	U1	Upper arch
A	2.0	4.0	5.0	5.5	6.0	5.5	6.0	+1.0mm
B	2.0	3.5	4.5	5.0	5.5	5.0	5.5	+0.5mm
C	2.0	3.0	4.0	4.5	5.0	4.5	5.0	Average
D	2.0	2.5	3.5	4.0	4.5	4.0	4.5	−0.5mm
E	2.0	2.0	3.0	3.5	4.0	3.5	4.0	−1.0mm
A	3.5	3.5	4.5	5.0	5.5	5.0	5.0	+1.0mm
B	3.0	3.0	4.0	4.5	5.0	4.5	4.5	+0.5mm
C	2.5	2.5	3.5	4.0	4.5	4.0	4.0	Average
D	2.0	2.0	3.0	3.5	4.0	3.5	3.5	−0.5mm
E	2.0	2.0	2.5	3.0	3.5	3.0	3.0	−1.0mm
	L7	L6	L5	L4	L3	L2	L1	Lower arch

在具体应用托槽定位表进行托槽粘接时如何进行高度选择呢? 针对每一个病例,首先分别测量其前牙临床冠中心的高度值,再与各组别的前牙数据进行比对。选择与测量数据重合或接近最多的组别数据进行托槽定位。

综上,高度定位法即根据牙齿大小选择合适的 MBT 托槽定位高度确定托槽槽沟的中心位置,托槽垂直标志线与临床冠长轴相重合,托槽翼上标志点位于牙齿的远中龈方。

图示"高度定位法"的一般操作流程(图 3-2-7~图 3-2-14):

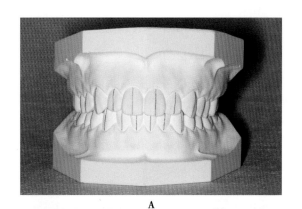

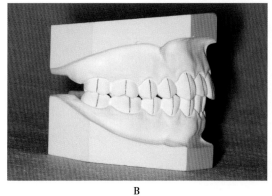 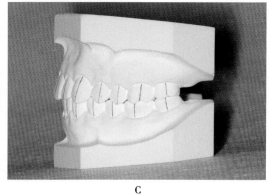

图 3-2-7　标出临床冠长轴
A. 正位　B. 右侧位　C. 左侧位

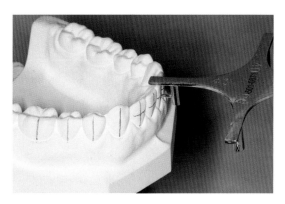

图 3-2-8　根据前牙临床冠平均长度,确定前牙定位高度

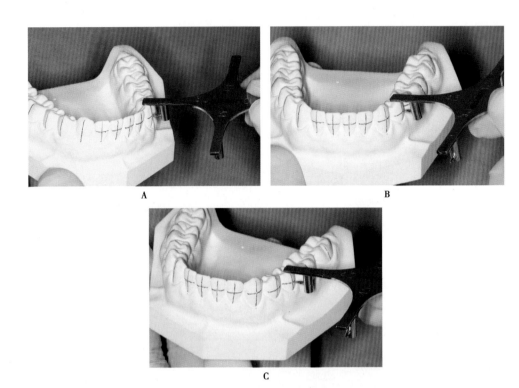

A

B

C

图 3-2-9 按照托槽定位表中的数据定位其他牙齿高度

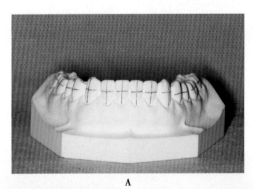

A

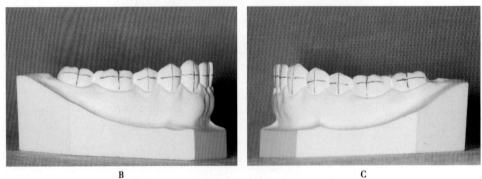

B

C

图 3-2-10 按照托槽定位表标出托槽位置的高度
A. 正位　B. 右侧位　C. 左侧位

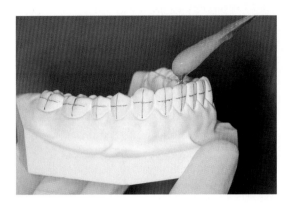

图 3-2-11 涂布分离剂

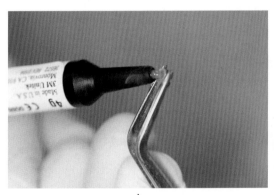

A

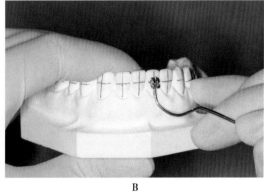

B

图 3-2-12 托槽底板涂适量粘接剂(A),将托槽槽沟定位于标出的托槽粘接位置(B)

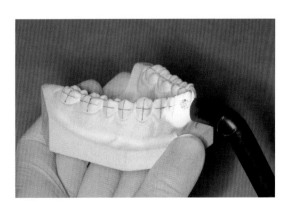

图 3-2-13 光固化

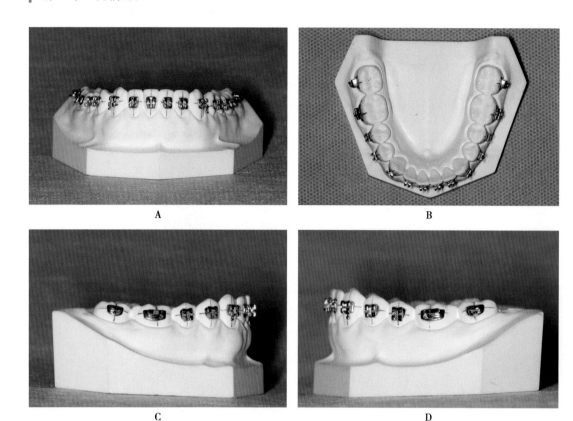

图 3-2-14　同上操作完成下颌牙齿的托槽定位
A. 正位　B. 𬌗面　C. 右侧位　D. 左侧位

三、边缘嵴平齐法

虽然上述两种方法在临床中得到了广泛的应用,但是这两种方法的一个共同弱点是以后牙牙尖为参考点确定托槽位置,而没有考虑后牙牙尖高度变异对后牙边缘嵴整齐排列及咬合关系的影响。后牙边缘嵴是不受牙齿萌出程度及磨耗影响的稳定解剖标志,将其排列在一个平面上有助于稳定后牙咬合关系的建立。正是基于以上考虑,学者们提出了"边缘嵴平齐法"。

使用"边缘嵴平齐法"进行托槽定位始于对前磨牙及磨牙区近中及远中边缘嵴的确定和画线,然后根据后牙牙冠高度确定边缘嵴连线至托槽中心点的距离,一般 2mm 左右,将此高度标记到所有后牙的颊面来确定托槽和颊管的位置,然后依据前磨牙的托槽高度确定尖牙及切牙的托槽位置。一般尖牙托槽位置比第一前磨牙高 0.5~1.0mm,上颌中切牙与尖牙等高,下颌切牙较下颌尖牙低 0.5mm。

通过此方法可以保证整平后所有后牙边缘嵴在一个平面上,但是由于牙尖高度的变异,有些后牙牙尖可能存在早接触,需要在临床治疗后期进行适当调磨。另外后牙区边缘嵴在口内较难确定,所以此方法更适用于间接粘接,而前面介绍的两种方法则可以同时应用于直接及间接粘接。

图示"边缘嵴平齐法"一般操作流程(图 3-2-15~图 3-2-29):

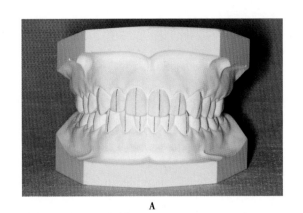

A

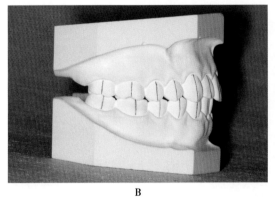

B

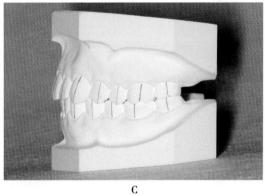

C

图 3-2-15 标出临床冠长轴
A. 正位 B. 右侧位 C. 左侧位

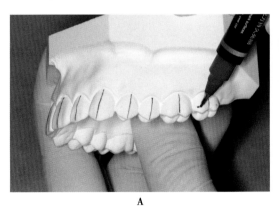

A

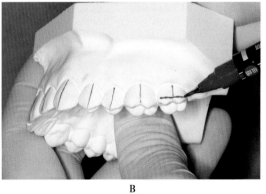

B

图 3-2-16 标出后牙的近远中边缘嵴

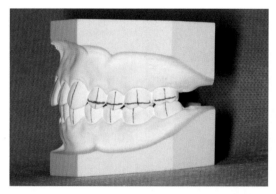

图 3-2-17 划出后牙的近远中边缘嵴连线

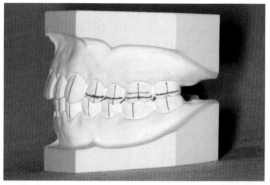

图 3-2-18 标出第一磨牙的临床冠中心位置,先确定第一磨牙托槽的位置

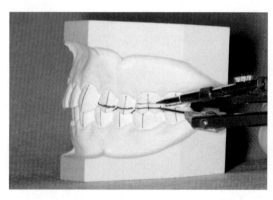

图 3-2-19 测量第一磨牙托槽位置与近远中边缘嵴连线的距离

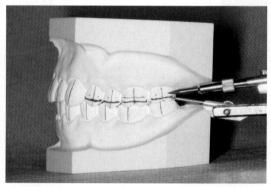

图 3-2-20 在其他后牙上,划出与其边缘嵴连线相同距离的平行线

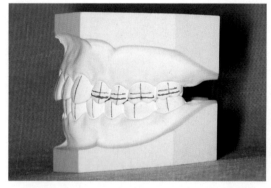

图 3-2-21 此平行线即为后牙托槽粘接的位置,距离边缘嵴连线相同距离

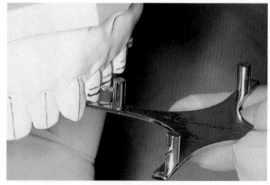

图 3-2-22 测量第一前磨牙托槽粘接高度

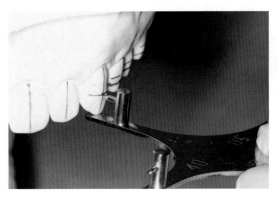

图 3-2-23 以尖牙托槽高度比第一前磨牙高0.5mm 来确定尖牙的托槽高度

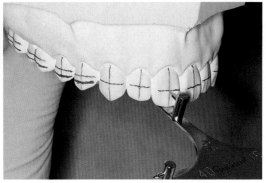

图 3-2-24 继而确定切牙的托槽高度

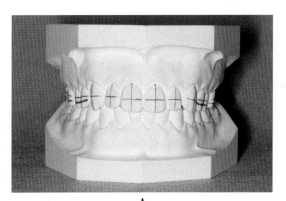

A

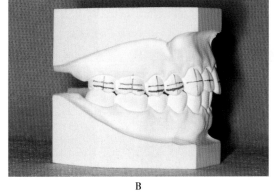

B

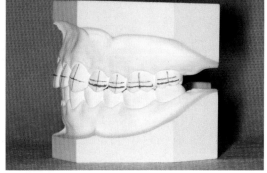

C

图 3-2-25 依此方法确定全部牙齿的托槽位置
A. 正位 B. 右侧位 C. 左侧位

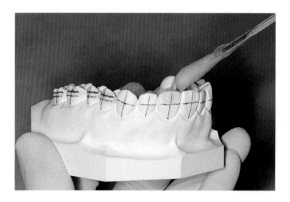

图 3-2-26　涂布分离剂

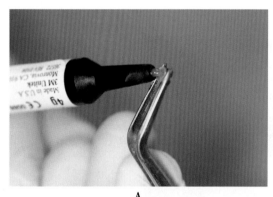

A

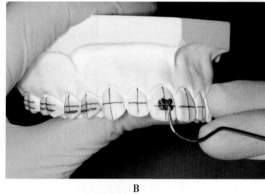

B

图 3-2-27　托槽底板涂适量粘接剂（A），将托槽槽沟定位于标出的托槽粘接位置（B）

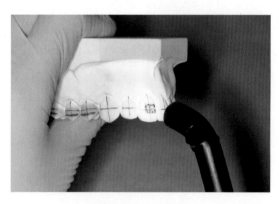

图 3-2-28　光固化

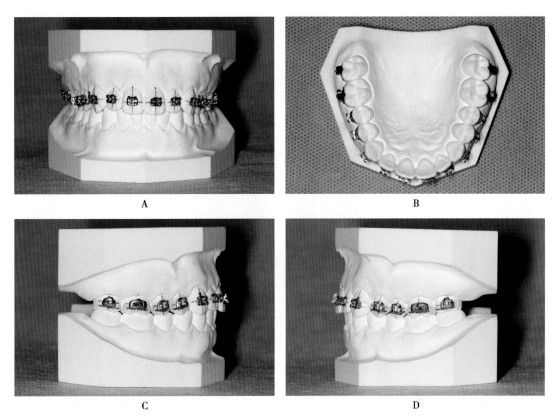

图 3-2-29 同上操作完成上颌牙齿的托槽定位
A. 正位　B. 𬌗面　C. 右侧位　D. 左侧位

四、计算机辅助设计托槽定位法

上述的传统托槽定位方法都是在不整齐的初诊牙列上完成的,但是很多时候牙齿拥挤错位导致无法在牙面准确定位托槽。在临床工作中,舌侧矫治技术对托槽定位的要求更高,所以舌侧托槽的标准定位流程是:首先进行诊断性排牙,确定所有牙齿的目标位置,在此位置对牙齿的三维定位进行精确调整,然后通过一根全尺寸的、与牙列形态相吻合的不锈钢丝确定所有托槽的三维位置,并在此基础上制作转移托盘。这种通过在模型上排牙再进行托槽定位的方法由于操作过程繁琐,并未广泛应用在唇侧托槽的定位,但是随着计算机技术的进步,数字化排牙软件的出现极大简化了唇侧托槽定位过程(图 3-2-30,图 3-2-31)。

计算机辅助设计托槽定位法是根据矫治方案在数字化模型上完成虚拟排牙,以矫治完成目标牙列为向导,由计算机辅助完成数字化模型上的虚拟托槽定位。此种托槽定位方法较传统的托槽定位法更精确,也更具个性化。下面以 Ormco 公司的 Insignia 为例介绍计算机辅助设计托槽定位的主要步骤,这种计算机辅助设计托槽定位法是首先确定目标牙列,根据目标牙列来生成托槽的定位,临床医师在微调过程中通过调整牙齿的位置来间接影响托槽的定位。具体步骤如下:

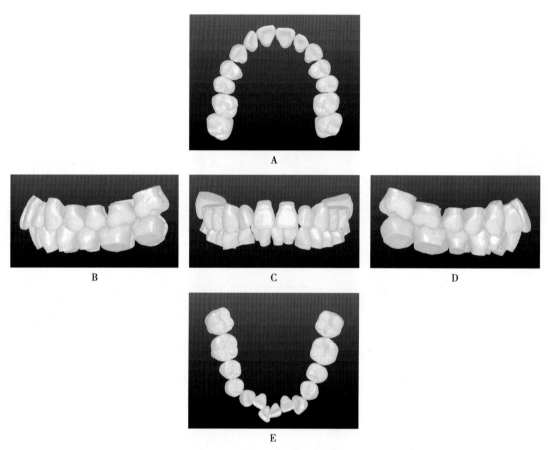

图 3-2-30　数字化初始模型
A. 上颌𬌗面　B. 右侧位　C. 正位　D. 左侧位　E. 下颌𬌗面

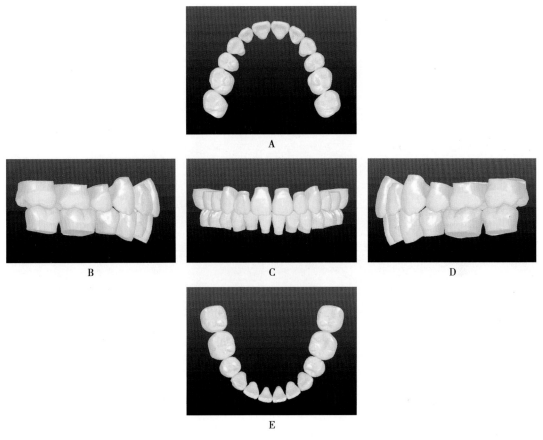

图 3-2-31 数字化初始排牙结果
A. 上颌𬌗面 B. 右侧位 C. 正位 D. 左侧位 E. 下颌𬌗面

（1）根据临床医师提供的临床资料和方案设计,由计算机辅助完成预期矫治目标的数字化排牙。临床医师在方案设计中可设置托槽类型、弓丝尺寸以及弓丝序列、临床偏好等。

（2）临床医师在数字化排牙的基础上根据临床偏好和矫治要求对数字化初始排牙结果进行三维方向上的调整,最终生成矫治目标牙列。此阶段的调整可从宏观到微观,参考以下几个方面进行:

1）3D 动画重叠:首先通过 3D 动画和影像重叠观察 T1（治疗前）到 T2（模拟治疗后）的变化,整体评估模拟牙齿的移动是否符合治疗计划和治疗机制,并可利用"网格"工具测量牙齿移动的量（图 3-2-32）。

2）牙弓:主要是对牙弓宽度进行调整,数字化排牙可对牙弓宽度的改变进行精确测量,临床医师可根据设计方案和临床偏好对牙弓各个部分的宽度进行调整（图 3-2-33）。

3）笑线:参照患者治疗前的正面微笑像,评估治疗前（T1）和模拟治疗后（T2）的笑线变化;临床医师可通过伸长或压低上下切牙来对笑线进行调整（图 3-2-34）。

4）弓丝平面:通过调整弓丝平面可对托槽的垂直向高度进行整体调节。拖动绿色的控制点可垂直向整体调整弓丝平面,拖动橙色的控制点可顺时针或者逆时针调整弓丝平面,拖动蓝色的控制点可将前牙固定,调整后牙的弓丝平面（图 3-2-35）。

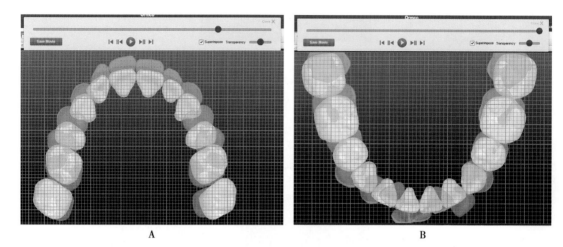

图 3-2-32　动画及影像重叠
A. 上颌　B. 下颌

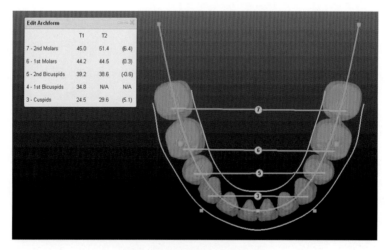

图 3-2-33　牙弓宽度的调整

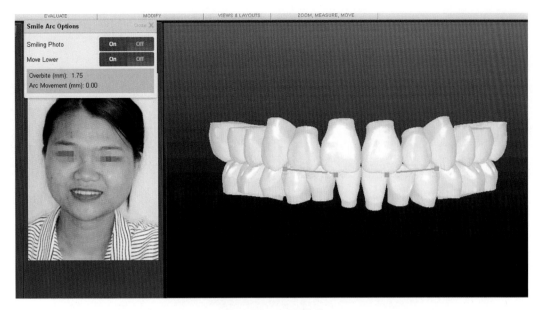

图 3-2-34 调整笑线

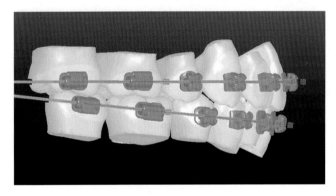

图 3-2-35 调整弓丝平面

5）上下颌牙弓排列：临床医师可任意方向旋转查看数字化模型，检查每一颗牙齿的排列情况和与邻牙的邻接关系以及咬合关系。临床医师可对每一颗牙做近远中、垂直、颊（唇）舌（腭）三个方向的整体平移，并可通过近远中向旋转调整近远中向扭转，通过近远中轴向旋转调整轴倾角，通过颊（唇）舌（腭）旋转调整转矩角（图 3-2-36）。

6）转矩：除了三维方向观察数字化模型查看牙齿转矩，临床医师还可利用转矩表评估牙齿的最终位置。前牙的转矩通常通过转矩补偿功能整体调节，当开启"转矩补偿"功能时，治疗前（T1）和治疗后（T2）的牙齿移动距离决定了每个托槽上额外增加的转矩角，以补偿弓丝余隙所造成的转矩丧失（图 3-2-37）。

7）咬合关系调整：可通过咬合查看功能清晰观察上下颌每一组牙齿的接触关系，并通过对单颗牙齿的三维移动来精细调整咬合。需要注意的是，在此阶段对牙齿做出调整后，须再次检查牙齿的排齐及美观情况（图 3-2-38）。

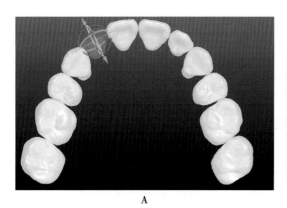
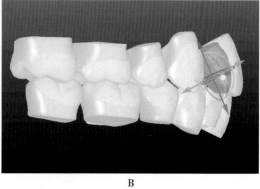

A   B

图 3-2-36 精调牙齿排列

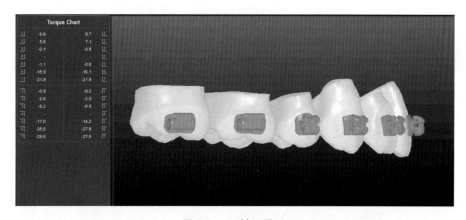

图 3-2-37 转矩设置

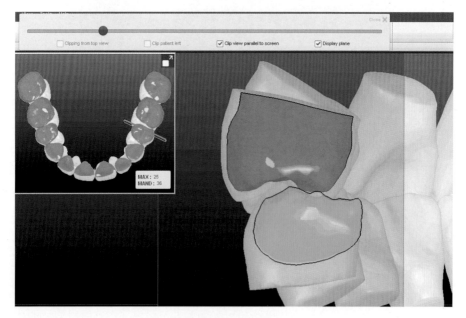

图 3-2-38 咬合精调

（3）临床医师完成在矫治目标牙列的基础上,由计算机辅助生成个性化的托槽定位(图3-2-39)。

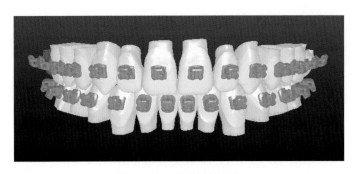

图 3-2-39 完成托槽定位

（4）确定目标牙列和托槽位置后,最终完成托槽定位,并恢复至矫治前牙列。

（王硕 张兵）

第四章

间接粘接转移托盘

间接粘接转移托盘的作用是将定位好的托槽位置精确无误地转移至患者口内,辅助完成托槽的定位与粘接。间接粘接中转移托盘的制作是其操作的关键,常用的转移托盘材料包括软或硬透明压膜片、硅橡胶、光敏树脂以及其他印模材料等。近年来,随着数字化3D打印技术的不断进步及其在口腔正畸领域中的应用,出现了数字化3D打印转移托盘。本章节将分别介绍目前正在使用的数字化3D打印转移托盘、双层压膜转移托盘、硅橡胶转移托盘以及硅橡胶双层转移托盘。

第一节　数字化3D打印转移托盘

数字化3D打印托槽粘接模板

数字化3D打印托槽粘接模板是在数字化模型上完成虚拟托槽的定位后(图4-1-1),采用数字化3D打印所得到的转移托盘,其优点是定位精准。Ormco公司的Insignia矫治器中的托槽定位夹即是数字化3D打印托槽粘接模板,它是由特殊材料3D打印而成(图4-1-2)。ezBond矫正定位导板是在3D打印模型上制作托槽定位支架和定位导板(图4-1-3,图4-1-4),通过定位支架和定位导板共同来完成托槽的口内定位(图4-1-5)。

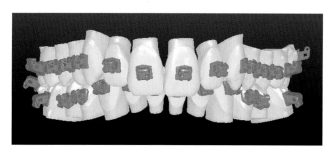

图4-1-1　虚拟托槽定位

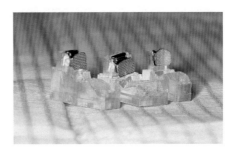

图 4-1-2　3D 打印托槽定位夹

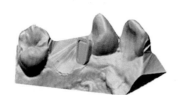 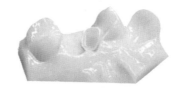 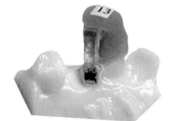

图 4-1-3　在 3D 打印模型上制作定位支架

 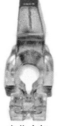 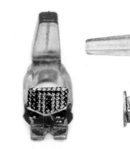

托槽　　　　定位支架　　　胶圈
Bracket　　　　JIG　　　　O-ring

图 4-1-4　ezBond 定位支架

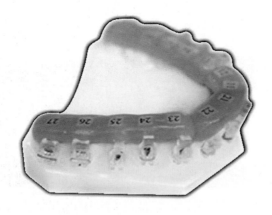

图 4-1-5　定位支架与定位导板

（郭宇娇　曹宇鸣）

第二节　双层压膜转移托盘

双层压膜转移托盘是一种使用负压成形器制作的转移托盘。选择 Biostar 压模模片,先在粘有托槽的工作模型上压制一层较软的约 1.5mm 厚的压膜,再在外侧覆盖一层较硬的约 0.75mm 的转移压膜,双层压膜共同构成转移托盘。外层较硬的托盘起增加强度的作用,以利于精确定位;内层较软的托盘起缓冲作用,方便去除以避免托槽脱落。双层压膜转移托盘的优点在于:材料透明,在牙面粘接时能使用化学固化和光固化等多种粘接剂;外层硬质托盘强度较高,口内粘接时不易受舌体等软组织活动影响。缺点在于:内层软质托盘不易从托槽上脱位,同时由于软质托盘不易完全精确包裹托槽,口内粘接后在托槽的边缘和倒凹处易残留较多粘接剂而不易去除。

下面图示双层压膜转移托盘的一般制作流程(图 4-2-1 ~ 图 4-2-10):

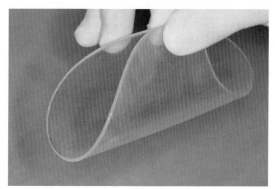
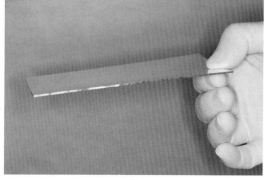

A　　　　　　　　　　　　　　　　　　**B**

图 4-2-1　准备 1.5mm 软膜片(A)和 0.75mm 硬膜片(B)

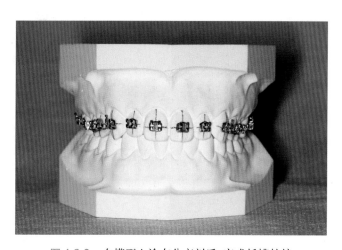

图 4-2-2　在模型上涂布分离剂后,完成托槽粘接

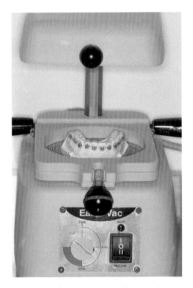

图 4-2-3 使用负压压膜机压制
内层软膜片

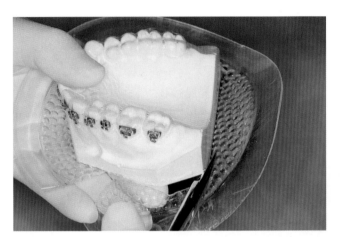

图 4-2-4 修整软膜片边缘

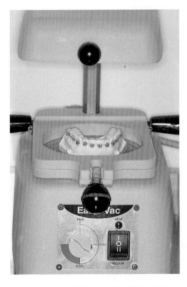

图 4-2-5 使用负压压膜机压制
外层硬膜片

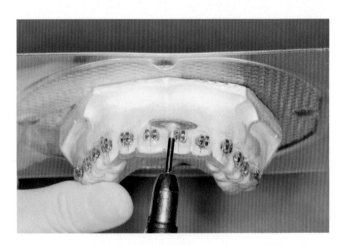

图 4-2-6 平齐托槽龈方修整硬膜片边缘,避免硬膜片伸入
托槽龈方倒凹区

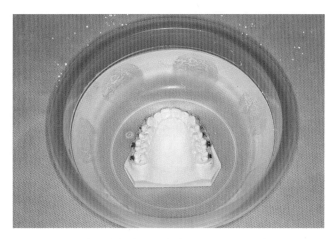

图 4-2-7 将转移托盘浸泡水中 5~10 分钟,以便于分离

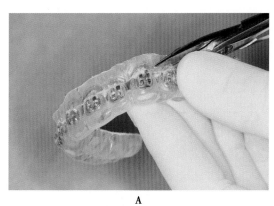

A

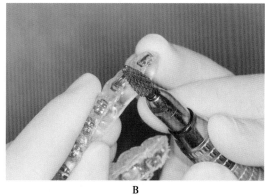

B

图 4-2-8 分离转移托盘之后,修整托盘边缘

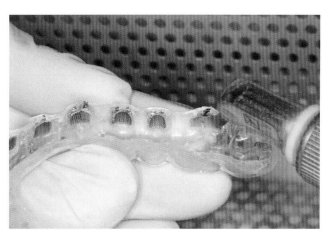

图 4-2-9 使用喷砂机将托槽底板粘接剂表面处理成均匀磨砂面,切勿喷砂过度破坏底板粘接剂

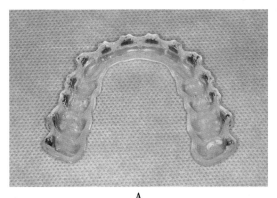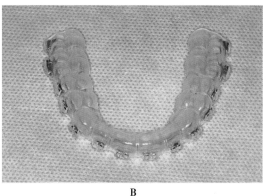

A　　　　　　　　　　　　　　　　　　　　B

图4-2-10　清洁干净备用,双层压膜转移托盘制作完成
A. 内面观　B. 外面观

（张先跃　王春晖）

第三节　硅橡胶转移托盘

硅橡胶转移托盘是指先将硅橡胶轻体材料注入托槽倒凹处,静置固化,再将重体硅橡胶材料混合后形成圆筒状覆盖在托槽表面固定形成转移托盘。其优点在于:制作流程简单,耗时少,且不需要配备专业的压膜机,制作场地更灵活;在口内粘接去除转移托盘时,硅橡胶可以断裂脱位,不易造成托槽脱落;内层软质硅橡胶能够精确、完整地包绕密闭牙齿、托槽的倒凹和底板边缘,口内粘接时不易残留粘接剂。其缺点在于:硅橡胶转移托盘的强度不如硬质透明膜片,易受舌体等软组织活动影响。

软、硬双层硅橡胶转移托盘的制作流程为:先以少量软质硅橡胶包绕托槽的边缘和倒凹,外侧覆盖3~4mm厚的硬质硅橡胶重体塑型,最后修整为转移托盘。其制作要点有:

（1）尽量减少硅橡胶轻体的量,防止转移托盘强度降低,同时应确保硅橡胶轻体与托槽边缘或倒凹之间没有间隙,否则,在临床口内粘接时,流动的粘接剂会沿着间隙进入托槽翼下倒凹而不易去除。

（2）硅橡胶重体成型时,注意硅橡胶和牙面间要压密合,不能留有间隙。

（3）将模型和转移托盘一起入水浸泡5~10min,分离转移托盘后,由于(金属)托槽底板中心区域的粘接剂可能固化不全,需及时对托槽底板进行第二次光固化(光固化灯箱光照1~2min)。

（4）托槽底板处理:分离后托槽底板上留有残留的分离剂甚至石膏,可以流水下刷洗,也可用口腔科喷砂机进行微蚀喷砂清洁,注意在喷砂过程中切忌喷砂过多,甚至完全去除底板上的粘接剂,因为此粘接剂实际上构成了每颗托槽的个性化树脂底板,去除过多导致托槽底板和牙面间出现过大的间隙,从而影响托槽的最终粘接的强度。

（5）修剪转移托盘:厚度3~4mm,做适当的边缘伸展。转移托盘过薄、包裹范围过小,都会造成转移托盘的力学强度降低,引起托槽粘接时移位。转移托盘过厚、包裹范围过大,则会增大转移托盘就位以及去除的难度,同时患者的舌体对于下颌舌侧过长过厚的转移托盘推挤而引起托盘脱位。

（6）转移托盘分段：在转移托盘上做舌腭侧双切口（通常在双侧侧切牙与尖牙之间），以方便粘接完成后去除转移托盘。

下面图示硅橡胶转移托盘的一般制作流程（图4-3-1～图4-3-10）：

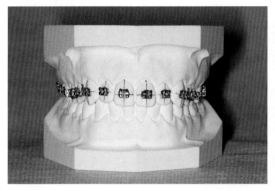

图4-3-1　在模型上涂布分离剂后，完成托槽粘接

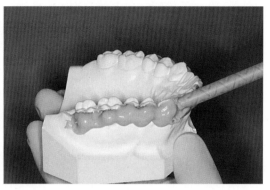

图4-3-2　使用硅橡胶轻体包裹托槽，充填托槽周围的倒凹区，避免包裹过厚、范围过大

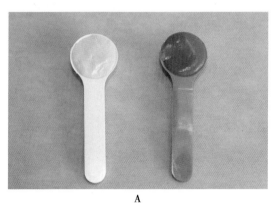

A

B

图4-3-3　取适量硅橡胶重体，混合调拌均匀

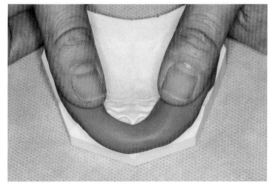

图4-3-4　将硅橡胶重体覆盖在牙弓上，并与牙面压实

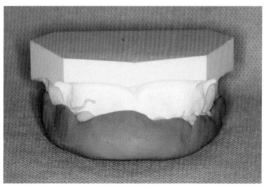

图4-3-5　等待硅橡胶硬化

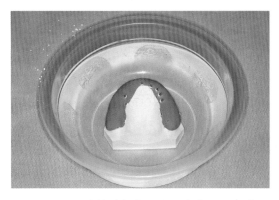

图 4-3-6　将转移托盘浸泡于水中 5 ~ 10 分钟,以便于分离

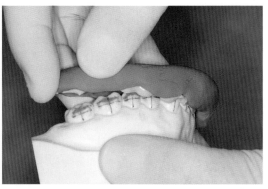

图 4-3-7　分离转移托盘

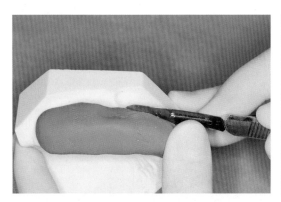

图 4-3-8　修整托盘边缘

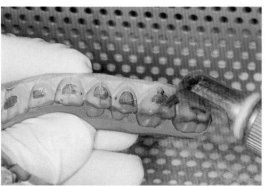

图 4-3-9　使用喷砂机将托槽底板粘接剂表面处理成均匀磨砂面,切勿喷砂过度破坏底板粘接剂

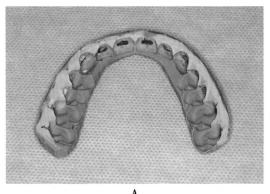

A

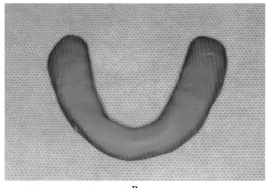

B

图 4-3-10　清洁干净备用,硅橡胶转移托盘制作完成
A. 内面观　B. 外面观

（张先跃）

第四节　硅橡胶压膜双层转移托盘

　　硅橡胶压膜双层转移托盘是指将硅橡胶轻体材料注入托槽倒凹处,静置固化后在外层再覆盖一层约1mm厚的硬膜片所形成的转移托盘。它综合了上述两种转移托盘的优点,内层软质硅橡胶能够精确、完整地包绕和密闭牙齿、托槽的倒凹和底板边缘,口内粘接时不易残留粘接剂,且容易脱位。外层硬质托盘强度较高,口内粘接时不易受舌体等软组织活动的影响。目前新出现的透明软质硅橡胶可以取代原先的硅橡胶轻体,从而实现了该种转移托盘的光固化粘接。

　　下面图示硅橡胶压膜双层转移托盘的一般制作流程(图4-4-1～图4-4-8):

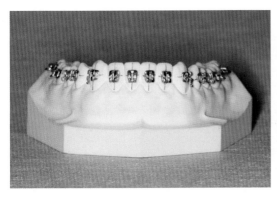

图4-4-1　在模型上涂布分离剂后,完成托槽粘接

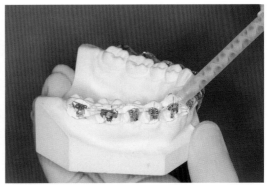

图4-4-2　采用透明硅橡胶(或硅橡胶轻体)包裹托槽周缘及倒凹区,避免注到HE面

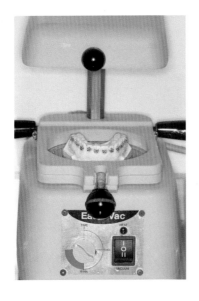

图4-4-3　硅橡胶硬化后,使用负压压膜机在其上压制一层硬膜

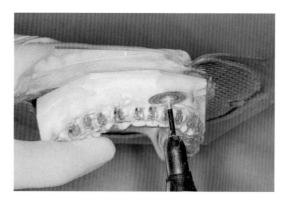

图 4-4-4　平齐托槽龈方修整硬膜边缘,避免硬膜伸入托槽龈方倒凹区

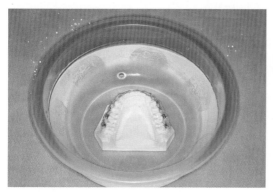

图 4-4-5　将转移托盘浸泡于水中 5～10min,以便于分离

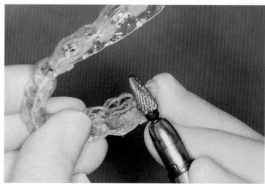

图 4-4-6　分离转移托盘之后,修整托盘边缘

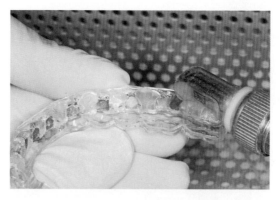

图 4-4-7　使用喷砂机将托槽底板粘接剂表面处理成均匀磨砂面,切勿喷砂过度破坏底板粘接剂

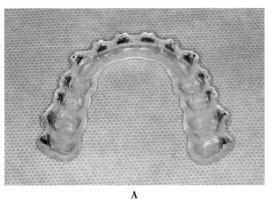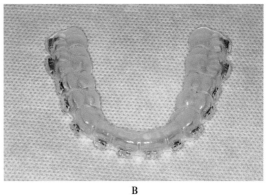

A　　　　　　　　　　　　　　　B

图 4-4-8　清洁干净备用,硅橡胶压膜双层转移托盘制作完成
A. 内面观;B. 外面观

（张先跃　王瑜）

第五章

临床托槽粘接

托槽粘接是正畸临床工作中的一项关键操作。无论是对医师还是患者,精准的托槽定位往往事半功倍。目前,托槽粘接分直接粘接和间接粘接两种。直接粘接是医师在椅旁直接将托槽一颗一颗定位、粘接在患者牙面上。该粘接方法操作耗时,托槽定位的精准度取决于医师的主观经验和口内操作视野。间接粘接是医师通过转移托盘将定位好的托槽直接转移到患者牙面上。该粘接方法的托槽定位在患者模型上完成,直观的操作更能保证托槽定位的准确性,且转移托盘一次可粘接多个托槽,显著减少椅旁操作时间。在间接粘接的操作中,医护分工不同,对护士的操作要求更高。

本章节分别将介绍直接粘接和间接粘接的具体操作流程。

第一节　直接粘接流程

托槽粘接通常分为牙面预处理、托槽定位、粘接固化三部分操作。

牙面预处理是将牙面处理为托槽可直接粘接的状态,包括牙面清洁、酸蚀、冲洗、干燥隔湿四项操作。牙面清洁采用慢速手机、橡皮轮和抛光膏清理牙面,目的是清除牙面的软垢、菌斑、获得性薄膜等。冲洗、吹干牙面后,在牙面待粘接的部位涂布酸蚀剂(38%的磷酸)30～60秒,使牙面呈白垩色。其目的在于将牙面酸蚀成微孔结构,粘接剂渗入后,机械嵌锁增强托槽粘固性,以防托槽脱落。酸蚀完成后冲洗,干燥隔湿,严防唾液污染已酸蚀的牙面。随后进行托槽定位和粘接固化。在已酸蚀的牙面和托槽底板分别涂布粘接剂,医师将托槽定位于牙面的适当位置,清除托槽底板四周溢出的粘接剂,调整托槽的最终位置,最后粘接固化。固化的方式按粘接剂类型分为化学固化和光固化两类。化学固化粘接剂自行固化,对托槽定位的时间要求较高,医师需在粘接剂固化前完成托槽的定位。光固化粘接剂需要借助光固化灯光照固化,对操作时间要求相对宽松,较适合托槽粘接的初学者。

本节展示口内光固化直接粘接的临床操作流程(图5-1-1～图5-1-13):

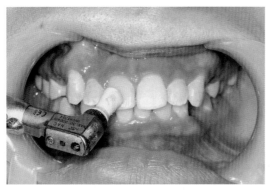

图 5-1-1 清洁牙面

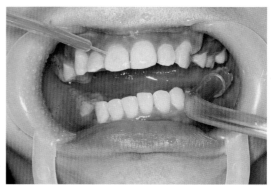

图 5-1-2 冲洗、吹干牙面

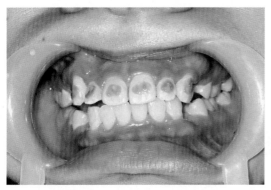

图 5-1-3 酸蚀牙面 30~60 秒

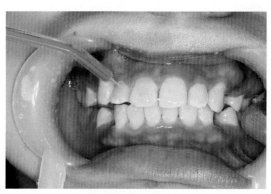

图 5-1-4 冲洗

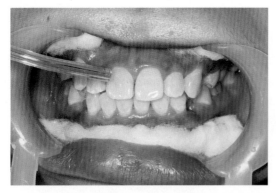

图 5-1-5 干燥、隔湿

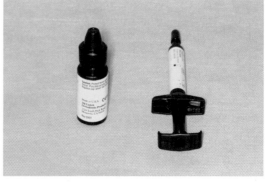

图 5-1-6 准备光固化粘接剂
（底液和树脂粘接剂）

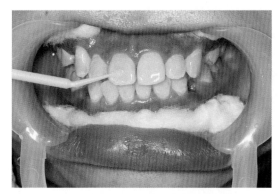

图 5-1-7　在已酸蚀牙面上涂布底液

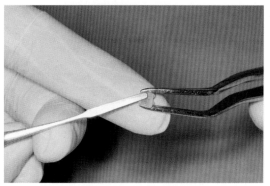

图 5-1-8　在托槽底板上涂布树脂粘接剂

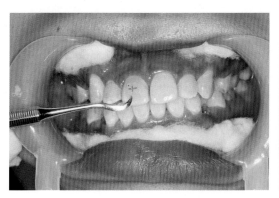

图 5-1-9　将托槽放置在牙面合适位置

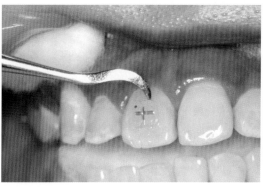

图 5-1-10　去除托槽四周溢出的粘接剂

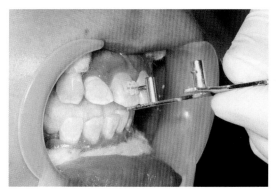

图 5-1-11　调整托槽位置，精确定位

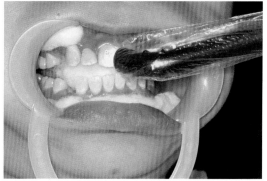

图 5-1-12　光固化 20 秒

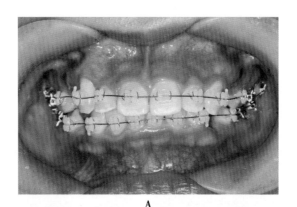

A

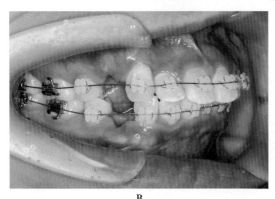

B

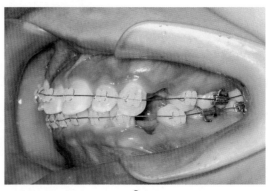

C

图 5-1-13　依次完成口内其他牙齿托槽粘接,光固化直接粘接完成
A. 正位　B. 右侧位　C. 左侧位

（童晓洁）

第二节　化学固化间接粘接

相比于口内直接粘接,间接粘接的托槽定位更精准,可节省椅旁操作时间。本节展示硅橡胶压膜双层转移托盘化学固化间接粘接的临床操作流程(图 5-2-1 ～ 图 5-2-21):

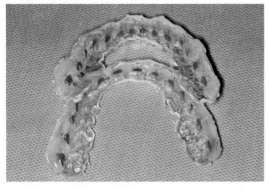

图 5-2-1　技工室准备好硅橡胶压膜双层转移托盘

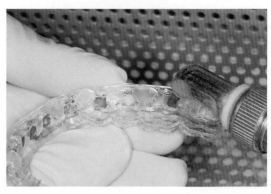

图 5-2-2　使用喷砂机将托槽底板粘接剂表面处理成均匀磨砂面

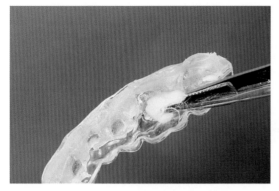

图 5-2-3　酒精棉球擦拭、干燥

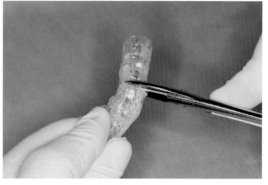

图 5-2-4　分割转移托盘

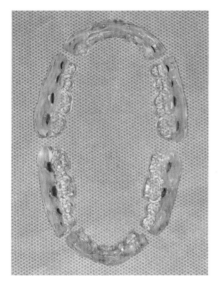

图 5-2-5　制作好的转移托盘

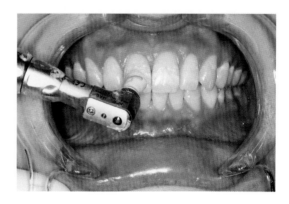

图 5-2-6　清洁牙面

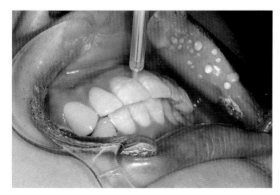

图 5-2-7　冲洗、吹干牙面

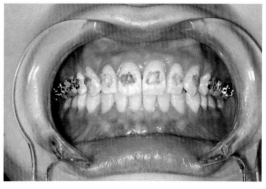

图 5-2-8　酸蚀牙面 30~60 秒

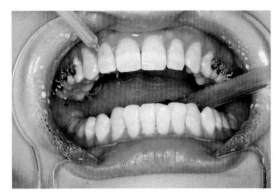

图 5-2-9　冲洗

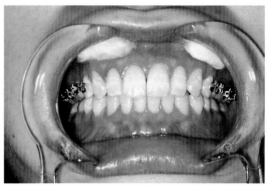

图 5-2-10　干燥、隔湿

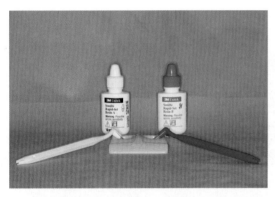

图 5-2-11　准备化学固化粘接剂

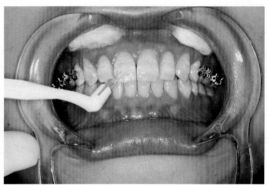

图 5-2-12　在已酸蚀牙面上涂布化学固化粘接剂 A

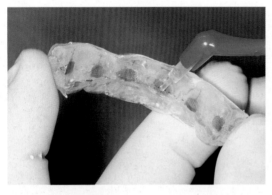

图 5-2-13　在转移托盘的托槽底板上涂布化学固化粘接剂 B 液

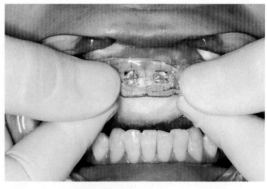

图 5-2-14　转移托盘就位,切端及𬌗面保持正压力,唇(颊)面轻压力,维持 30 秒

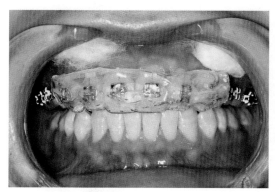

图 5-2-15 加压 30 秒后,静置 2 分钟

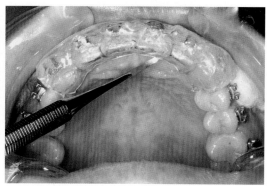

图 5-2-16 从腭(舌)侧边缘向唇颊侧旋转脱位

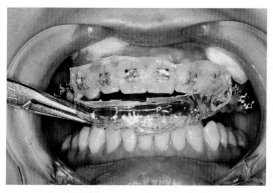

图 5-2-17 去除外覆硬膜

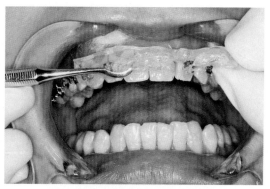

图 5-2-18 缓慢去除硅橡胶软膜

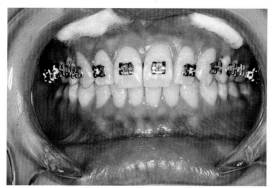

图 5-2-19 粘接完成

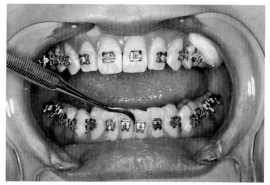

图 5-2-20 分段粘接完所有托槽后,去除托槽底板周围多余的粘接剂

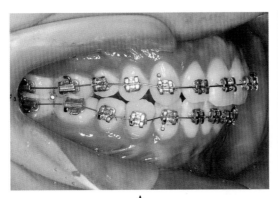
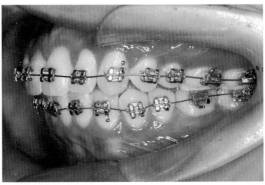

A   B

图 5-2-21 化学固化间接粘接完成
A. 右侧位 B. 左侧位

（张先跃　王硕）

第三节　光固化间接粘接

与化学固化间接粘接临床操作流程类似,只是粘接剂固化方式不同。本节展示双层压膜转移托盘光固化间接粘接的临床操作流程(图 5-3-1 ~ 图 5-3-13):

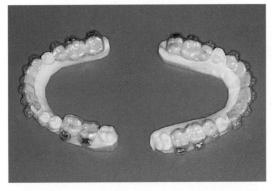
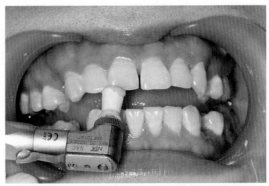

图 5-3-1 准备转移托盘和光固化树脂　　　　图 5-3-2 清洁牙面

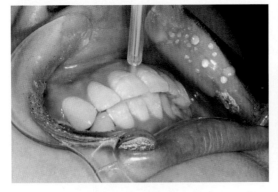
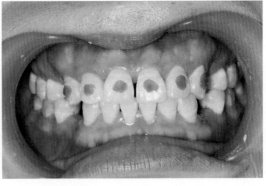

图 5-3-3 冲洗牙面,干燥　　　　图 5-3-4 酸蚀牙面 30~60 秒

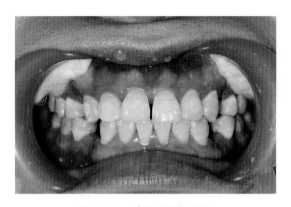

图 5-3-5 冲洗、干燥、隔湿

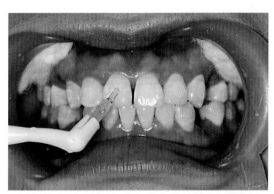 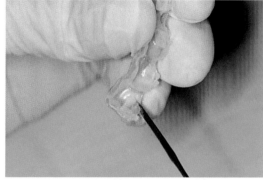

图 5-3-6 牙面上涂底液,托槽底板上置光固化树脂

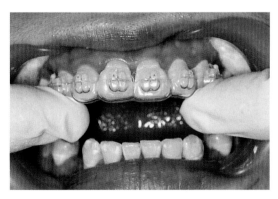 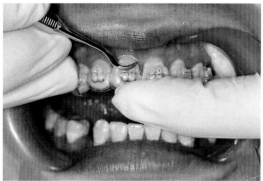

图 5-3-7 托盘就位,切端及𬌗面保持正压力,唇(颊)面轻压力

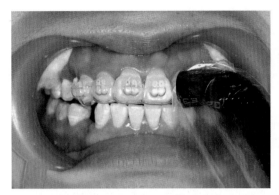

图 5-3-8 光照固化

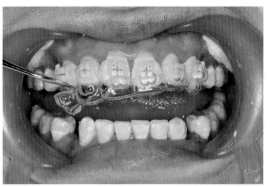

图 5-3-9 从唇(颊)侧边缘逐渐去除外覆硬膜

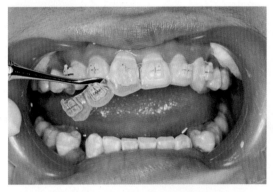

图 5-3-10 缓慢去除硅橡胶软膜

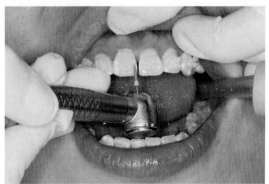

图 5-3-11 高速手机去除托槽边缘溢出的粘接剂

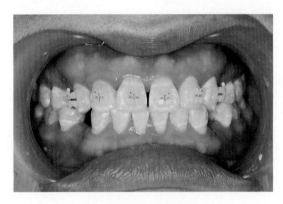

图 5-3-12 粘接完成

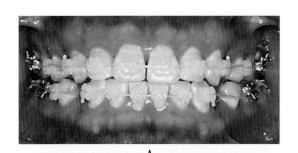

A

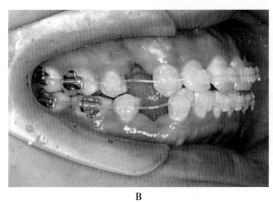

B

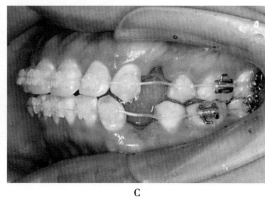

C

图 5-3-13　全口粘接完成
A. 正位　B. 右侧位　C. 左侧位

（郭宇娇　张兵）

第六章

间接粘接病例展示

本章节通过 2 个临床病例展示传统间接粘接和数字化间接粘接的全部流程。

第一节　硅橡胶压膜转移托盘间接粘接技术病例

病例　硅橡胶压膜转移托盘间接粘接技术

姓名:王某某。**性别**:女。**职业**:学生。

主诉:牙齿不齐。

病史:无特殊。

临床检查(图 6-1-1 ~ 图 6-1-3):

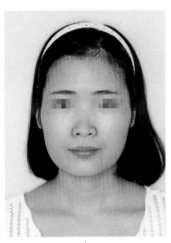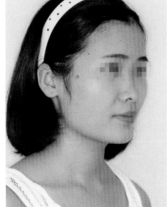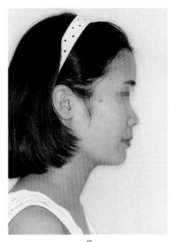

A   B   C

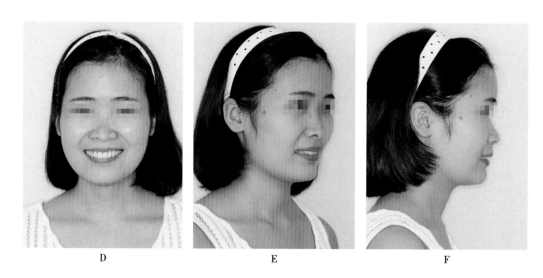

图 6-1-1　面像

A. 正面像　B. 45°面像　C. 侧面像　D. 微笑正面像　E. 微笑 45°面像　F. 微笑侧面像

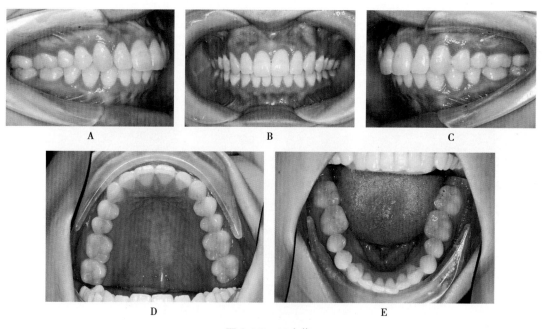

图 6-1-2　口内像

A. 右侧位　B. 正位　C. 左侧位　D. 上颌𬌗面像　E. 下颌𬌗面像

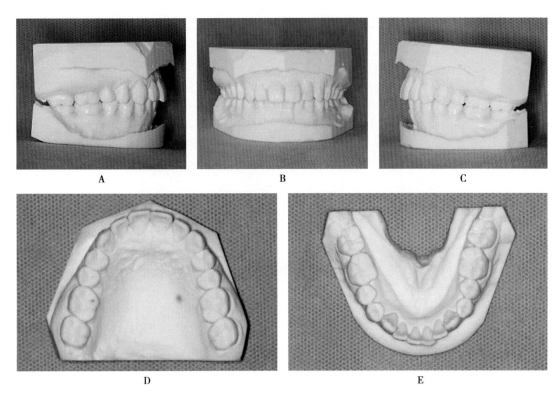

图 6-1-3　模型检查
A. 右侧位　B. 正位　C. 左侧位　D. 上颌𬌗面像　E. 下颌𬌗面像

诊断:安氏Ⅱ类错𬌗。

矫治目标:排齐整平牙列,改善磨牙远中关系,维持面型。

矫治计划:非拔牙矫治,固定矫治器。采用 Gemini 普通金属托槽行硅橡胶压膜转移托盘间接粘接。

间接粘接步骤:

1. 技工室操作

(1) 工作模型预备(图 6-1-4 ~ 图 6-1-7):

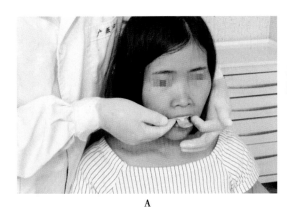

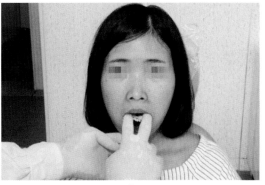

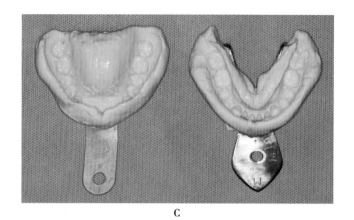

C

图6-1-4　阴模制取
A. 取上颌模型　B. 取下颌模型　C. 获得印模

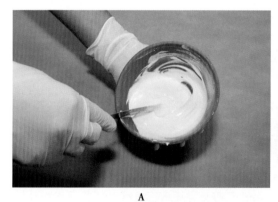

A

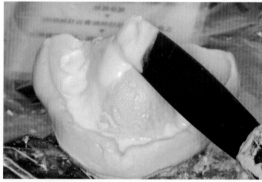

B

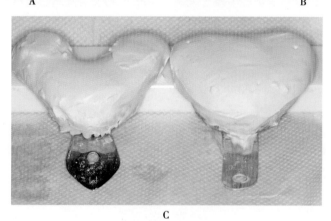

C

图6-1-5　阴模灌注
A. 调拌石膏　B. 石膏灌注　C. 完成灌注

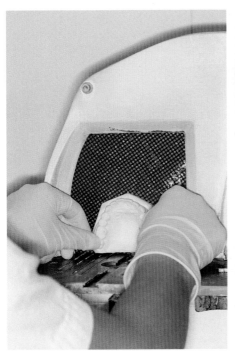
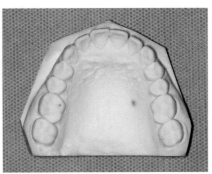
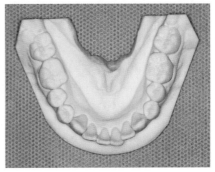

图 6-1-6　模型修整

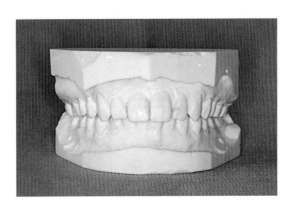

图 6-1-7　工作模型预备完成

（2）托槽定位固化（图 6-1-8～图 6-1-12）：

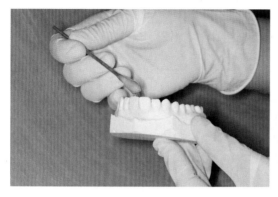

图 6-1-8　在工作模型上涂薄层分离剂，干燥 1 小时

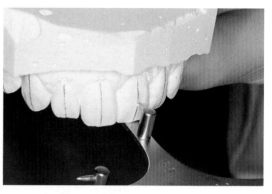

图 6-1-9　标记出临床冠长轴

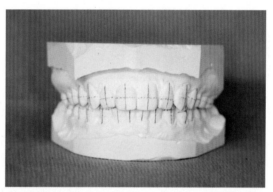

A

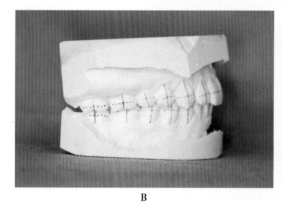

B　　　　　　　　　　　　　　　　　C

图 6-1-10　根据 MBT 高度定位法定位托槽粘接位置
A. 正位　B. 右侧位　C. 左侧位

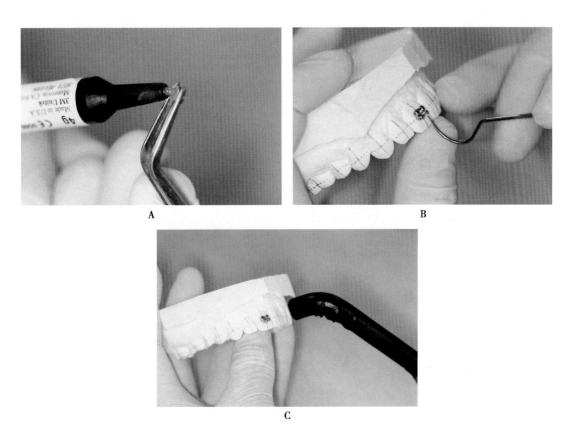

图 6-1-11   采用光固化粘接剂（A）在模型上粘接托槽（B），光固化 20 秒（C）

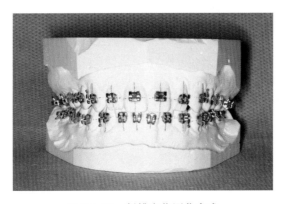

图 6-1-12   托槽定位固化完成

（3）转移托盘制作（图 6-1-13 ~ 图 6-1-21）

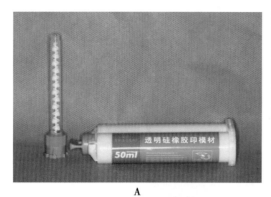

A

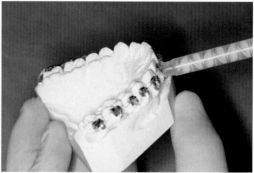

B

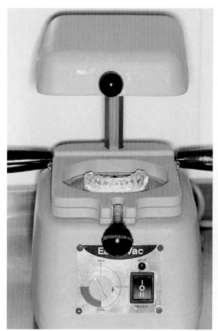

C

图 6-1-13　注入透明硅橡胶包裹托槽倒凹处，切缘及𬌗面避免注入硅橡胶
A. 透明硅橡胶　B. 透明硅橡胶包裹托槽外周　C. 完成硅橡胶注入

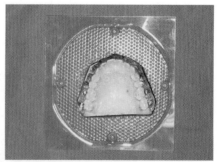

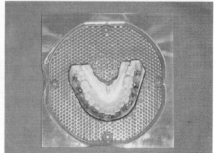

图 6-1-14　外覆一层 1mm 厚的硬膜片

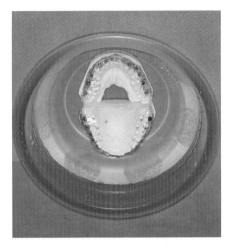

图 6-1-15 裁剪硬膜片边缘后于凉水中浸泡 10 分钟,便于分离转移托盘

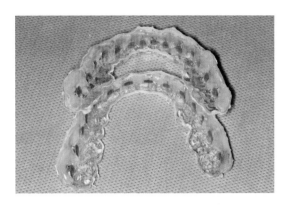

图 6-1-16 分离获得转移托盘

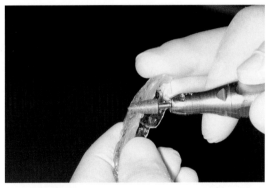

图 6-1-17 修整转移托盘边缘

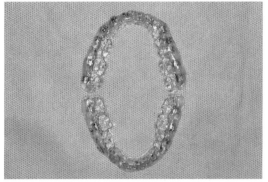

图 6-1-18 转移托盘制作完成

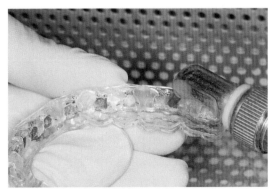

图 6-1-19 使用喷砂机将托槽底板粘接剂表面处理成均匀磨砂面,切勿喷砂过猛破坏底板粘接剂

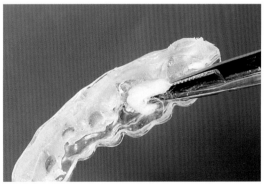

图 6-1-20 酒精棉球擦拭、干燥

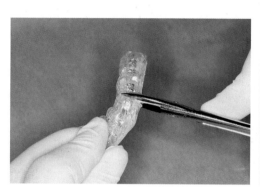
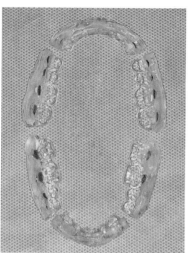

图 6-1-21　分割转移托盘,分段粘接

2. 椅旁临床操作

（1）牙面预处理（图 6-1-22,图 6-1-23）

（2）托槽粘接（图 6-1-24 ~ 图 6-1-36）

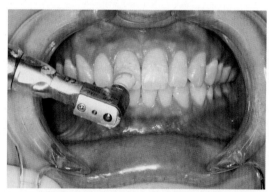

图 6-1-22　清洁牙面

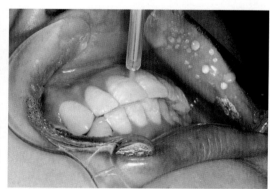

图 6-1-23　冲洗、吹干牙面

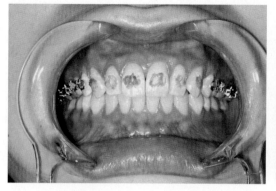

图 6-1-24　酸蚀牙面 30 ~ 60 秒

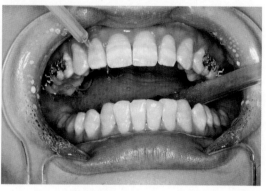

图 6-1-25　冲洗

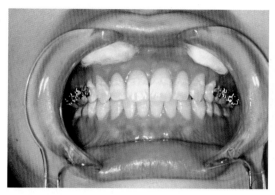

图 6-1-26 干燥、隔湿

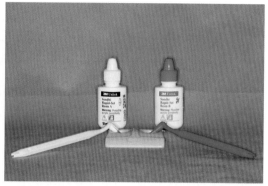

图 6-1-27 准备化学固化粘接剂——Sondhi
粘接剂(分 A、B 液)

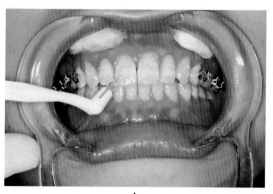

A

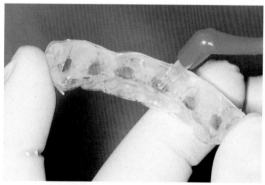

B

图 6-1-28 牙面及托槽底板分别涂 Sondhi 化学固化粘结剂 A、B 液
A. 牙面涂 A 液 B. 托槽底板涂 B 液

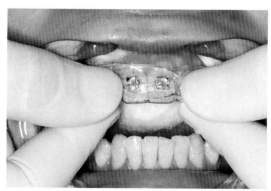

图 6-1-29 转移托盘就位,切端及殆面保持正
压力,唇(颊)面轻压力,维持 30 秒

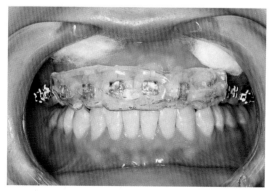

图 6-1-30 加压 30 秒,静置 2 分钟

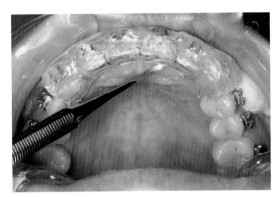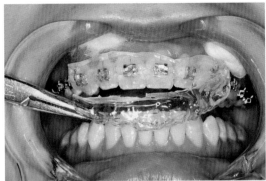

图 6-1-31　从腭(舌)侧边缘逐渐去除外覆硬膜

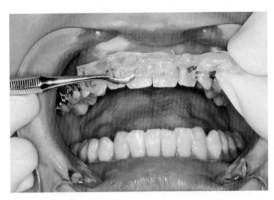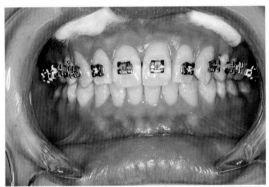

图 6-1-32　缓慢去除硅橡胶软膜　　　　　　　图 6-1-33　粘接完成

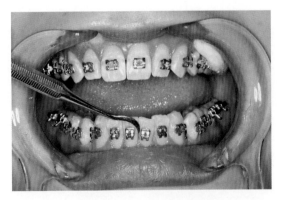

图 6-1-34　分段粘接完所有托槽后,去除托槽底板周围多余的粘接剂

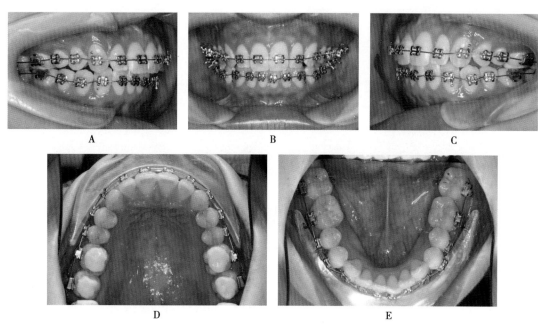

图 6-1-35　间接粘接完成

A. 右侧位　B. 正位　C. 左侧位　D. 上颌𬌗面像　E. 下颌𬌗面像

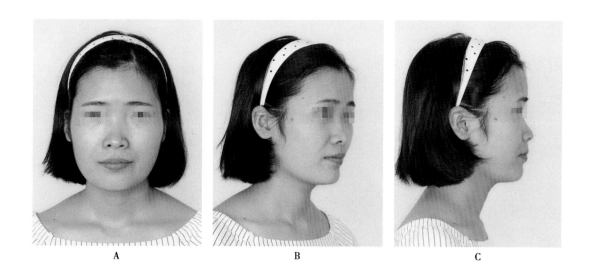

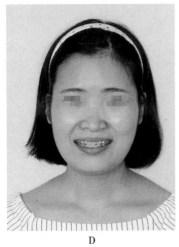

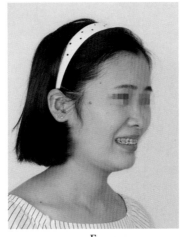

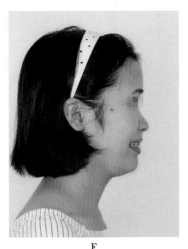

D　　　　　　　　　　　　E　　　　　　　　　　　　F

图6-1-36　间接粘接完成后面像

A. 正面像　B. 45°面像　C. 侧面像　D. 微笑正面像　E. 微笑45°面像　F. 微笑侧面像

（刘畅　张先跃）

第二节　数字化3D打印转移托盘间接粘接技术病例

病例　数字化3D打印转移托盘间接粘接技术

姓名：李某某。**性别**：女。**职业**：××。

主诉：牙齿不齐。

病史：无特殊。

临床检查（图6-2-1，图6-2-2）：

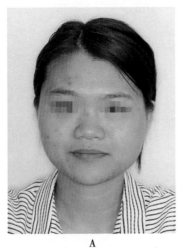

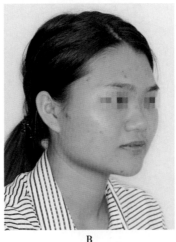

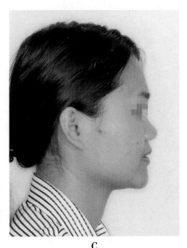

A　　　　　　　　　　　　B　　　　　　　　　　　　C

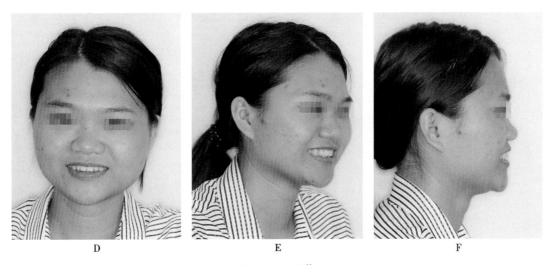

图 6-2-1 面像
A. 正面像 B. 45°面像 C. 侧面像 D. 微笑正面像 E. 微笑 45°面像 F. 微笑侧面像

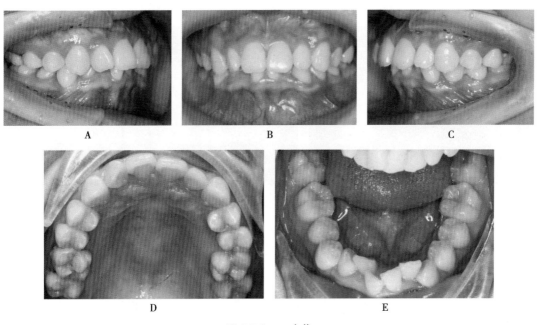

图 6-2-2 口内像
A. 右侧位 B. 正位 C. 左侧位 D. 上颌𬌗面像 E. 下颌𬌗面像

诊断：安氏Ⅰ类错𬌗。

矫治目标：排齐整平上下牙列，内收上下前牙，建立尖牙、磨牙中性关系，改善面型。

矫治计划：拔除 14、24、34、44；排齐整平上下牙列；内收上下前牙，关闭拔牙间隙；精细调整咬合，建立尖牙、磨牙中性关系及前牙正常覆𬌗覆盖。采用 Insignia SL 金属托槽行数字化 3D 打印转移托盘间接粘接。

间接粘接步骤：

1. 将面像、口内像、X 线片及数字化模型发送至数字化间接粘接加工中心,建立病历。

2. 数字化间接粘接加工中心通过计算机辅助,按照矫治方案设计,实现预期矫治目标的数字化排牙(图 6-2-3)。

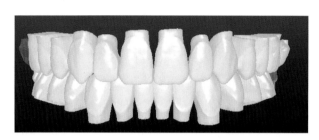

图 6-2-3　初始数字化排牙结果

3. 临床医师在数字化排牙的基础上根据临床偏好和矫治要求对每一颗牙的位置进行三维方向上的精细调整,最终生成矫治目标牙列(图 6-2-4,图 6-2-5)。

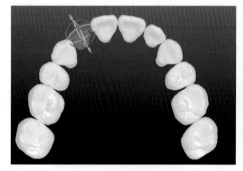 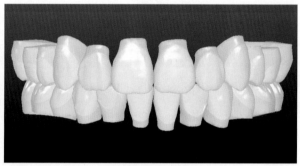

图 6-2-4　医师精调排牙　　　　　　　　　　图 6-2-5　最终数字化排牙结果

4. 在矫治目标牙列的基础上,由计算机辅助生成个性化的托槽定位,并回复至矫治前牙列(图 6-2-6)。

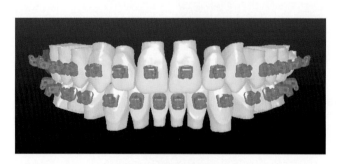

图 6-2-6　数字化托槽定位

5. 3D 打印得到精确的托槽定位夹(图 6-2-7)。

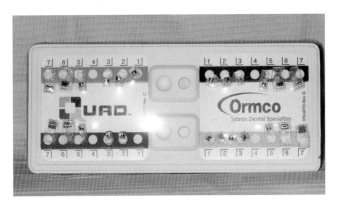

图 6-2-7 3D 打印托槽定位夹

6. 椅旁间接粘接：

（1）牙面预处理（图 6-2-8，图 6-2-9）：

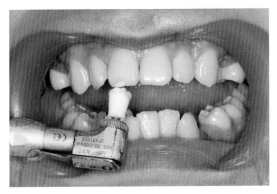

图 6-2-8 清洁牙面

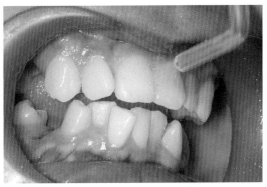

图 6-2-9 冲洗、吹干牙面

（2）托槽粘接（图 6-2-10 ~ 图 6-2-20）：

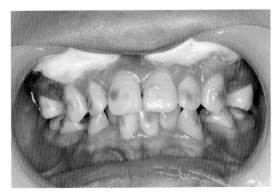

图 6-2-10 酸蚀牙面 30 ~ 60 秒

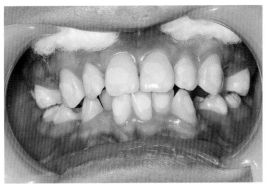

图 6-2-11 冲洗、干燥、隔湿

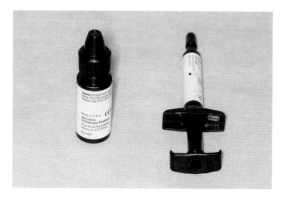

图 6-2-12　准备光固化粘接剂（分底液和树脂粘接剂）

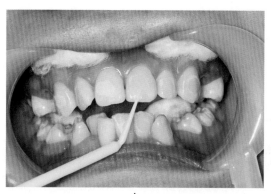

A

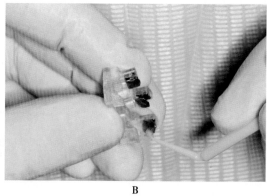

B

图 6-2-13　在牙面及托槽底板分别涂底液

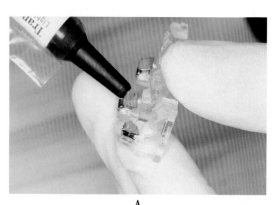

A

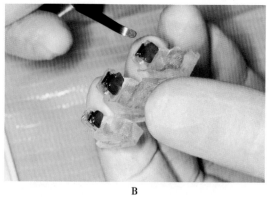

B

图 6-2-14　在托槽底板置树脂粘接剂

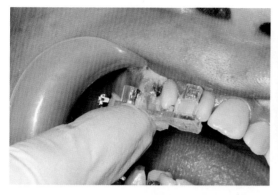

图6-2-15 托槽定位夹就位,切端及殆面保持正压力

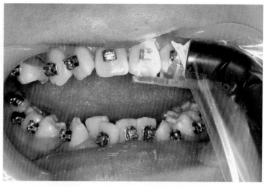

图6-2-16 光固化灯固化

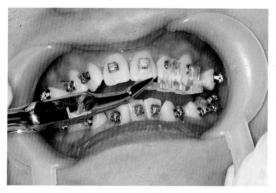

图6-2-17 冲洗后缓慢去除托槽定位夹,完成粘接

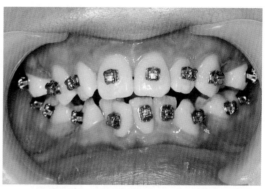

图6-2-18 分段完成全口托槽粘接

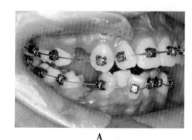

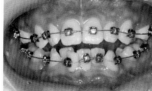

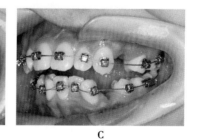

A   B   C

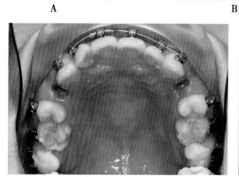

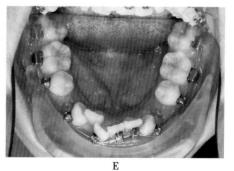

D   E

图6-2-19 间接粘接完成
A. 右侧位 B. 正位 C. 左侧位 D. 上颌殆面像 E. 下颌殆面像

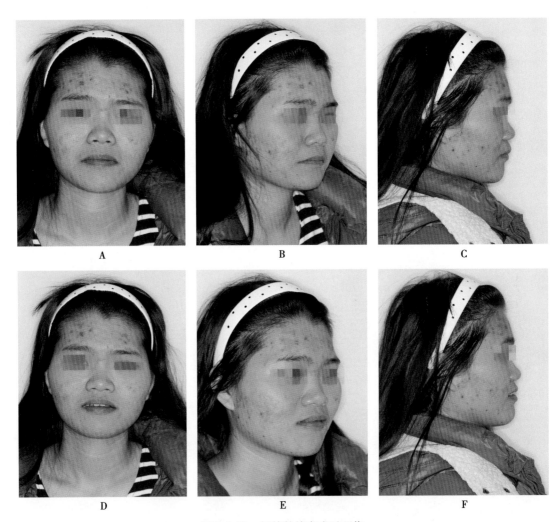

图 6-2-20 间接粘接完成后面像
A. 正面像 B. 45°面像 C. 侧面像 D. 微笑正面像 E. 微笑 45°面像 F. 微笑侧面像

（刘畅 郭宇娇）

参考文献

1. 陈扬熙. 口腔正畸学：基础、技术与临床. 北京：人民卫生出版社, 2012

2. 王美青. 口腔解剖生理学. 北京：人民卫生出版社, 2012

3. 陈建明. 简明直丝弓矫治技术图解. 北京：人民卫生出版社, 2016

4. Nojima LI, Araújo AS, Alves Júnior M. Indirect orthodontic bonding-a modified technique for improved efficiency and precision. Dental Press J Orthod, 2015; 20(3): 109-117

5. Castilla AE, Crowe JJ, Moses JR, etc. Measurement and comparison of bracket transfer accuracy of five indirect bonding techniques. Angle Orthod. 2014; 84(4): 607-614

6. 郑雷蕾, 冯格. 间接粘接技术细节与难点：如何提高正畸临床的工作效率. 国际口腔医学杂志, 2016, 43(2): 125-128

7. Bennett JC, Mclaughlin RP, Trevisi HJ. Mc Laughlin, Bennett, Trevisi. Systemized orthodontic treatment mechanics. Mosby. 2001, 140(1): 94-97